AF548210

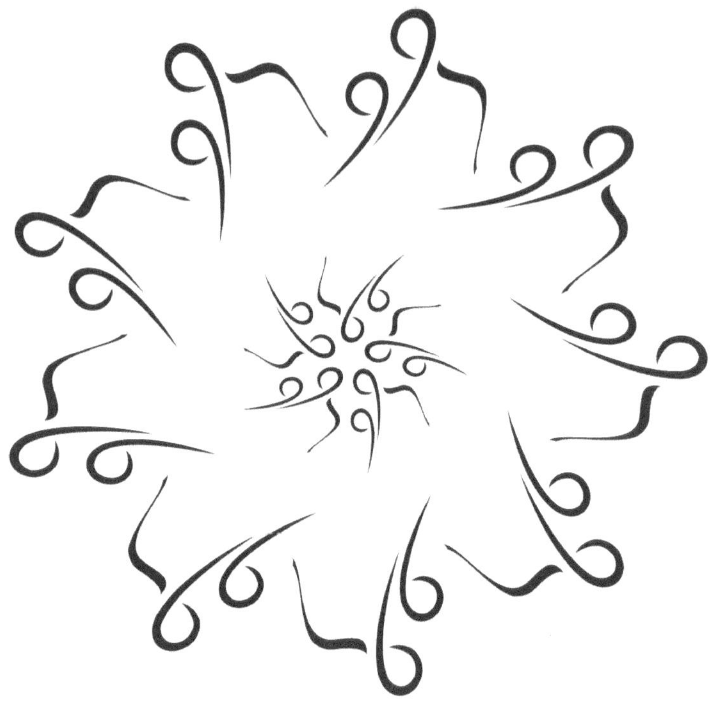

ISBN 978-3-946812-17-3
Mail: verlag@heilundkunst.de
Internet: www.heilundkunst.de

Alle Informationen dienen der spielerischen Selbsterfahrung. Sie wurden nach bestem Wissen und Gewissen erarbeitet. Diagnose und Behandlung von Erkrankungen gehören in die Hände eines Arztes/Therapeuten! Für Nachteile und Schäden, die durch die Benutzung des Buches und der Kartensets entstehen könnten, wird vom Verlag keine Haftung übernommen.

Inhalt

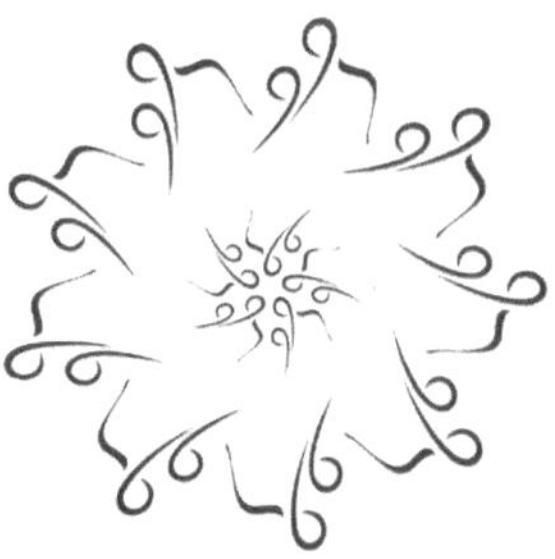

Einführung

Was ist Seelenhomöopathie?

In der Seelenhomöopathie gehen wir davon aus, dass unsere sichtbare und direkt erfahrbare Welt lediglich der feststoffliche Anteil der Wirklichkeit ist. Gleich einem hörbaren Ton enthält alles, was ist, auch noch Obertöne und Untertöne, die wir selbstverständlich auch wahrnehmen, die uns aber selten zu Bewusstsein kommen.

Die sogenannte westliche Welt, also unsere abendländische Kulturentwicklung, hat über die vergangenen Jahrhunderte hinweg einen Weg beschritten, der die Existenz feinstofflicher Energien immer mehr abgelehnt und negiert hat, bis wir heute vor dem Phänomen stehen, dass die „Allgemeinheit" geneigt ist, alles für inexistent zu erklären, was nicht mit den derzeit zur Verfügung stehenden Methoden gemessen/bewiesen werden kann. Gleichzeitig entsteht aber sowohl in der Wissenschaft wie auch bei der suchenden Bevölkerung ein immer breiteres Verständnis für Energien und Phänomene, die jenseits der zur Zeit „beweisbaren" Ergebnisse liegen.

Die Medizin hat sich in den letzten Jahren zu einem Schlachtfeld dieses Themas entwickelt. Über religiös-spirituell von einem Kirchendogma abweichende Meinungen, wie in den vergangenen Jahrhunderten geschehen, regt sich heutzutage niemand mehr auf.
Mit der Entwicklung der Medizin seit dem 19. Jahrhundert sind segenbringende Schritte zur Gesundung der Allgemeinheit geschehen. Bewusstsein für Hygiene spielte dabei eine wichtige Rolle. Heute sind uns Kanalisation und saubere Lebensmittel (meistens) selbstverständlich. Aber die Angst vor großen Seuchen nimmt wieder zu. Die Idee, dass man sogenannte „Erreger" nur ausrotten muss, um bestimmte Krankheiten auszuschalten, hat sich nicht wirklich bewahrheitet. Diese Ansicht stammt aus kolonialistischen Zeiten mit einem Weltbild, dass uns bis heute Vernichtungskriege beschert, sowohl im menschlichen Körper wie im Erdkörper.

In allen Weltkulturen außer der abendländischen seit der „Aufklärung" gibt es

einen Zugang und Beschreibungen der anderen Seite der Wirklichkeit. Je nach Kultur unterscheiden sich die Darstellungen, aber der gemeinsame Nenner ist stets die Existenz geistiger Welten, mit denen man im Austausch steht.
Dieser sogenannte Aberglaube wurde und wird bei uns verteufelt - und in der Medizin mit einer Vehemenz, die Erinnerungen an ganz alte Zeiten der Verfolgung wachwerden lässt. Hier ist viel Angst im Spiel, auf beiden Seiten.

Es hat auch bei uns immer Mediziner gegeben, die nach Zugang zur anderen Seite der Wirklichkeit gesucht haben - und auch gefunden haben.
Die Erfahrung, dass niemand so genau sagen kann, wie Heilung zustande kommt und warum bestimmte Dinge beim einen heilend sind und beim anderen gar nicht, lässt einen Heiler/eine Heilerin nicht kalt!
Der Drang zu helfen und zu verstehen lässt sie schon immer bestehende Grenzen/Dogmen suchend überschreiten.

Samuel Hahnemann war so ein Mediziner. Im ausgehenden 18. und frühen 19. Jahrhundert entwickelte er unter großen persönlichen Opfern seine Einsichten in die Wirkkraft verschiedener Substanzen. Die entscheidende Erkenntnis war, dass eine Substanz umso stärker in einen Organismus eingreift, desto weniger man von ihr verwendet, wenn sie vorher unter rhythmischem Verreiben „entstofflicht" wurde. Damit hat Hahnemann die unstoffliche Seite der Wirklichkeit greifbar gemacht. Seitdem gibt es diese Methode, die geistige Essenz aus einer beliebigen Substanz herauszuarbeiten.
Die Obertöne wurden beschreibbar!
Immer noch existiert allerdings das Phänomen, dass nicht alles bei jedem die gleiche Wirkung entfaltet. Ein weiterer Beweis dafür, dass es beim Thema Heilung um die Interaktion von Mensch und Substanz geht, nicht um Kochrezepte zur Beseitigung von Beschwerden.
Inzwischen wissen wir, dass bereits die Beschäftigung mit Informationen beim Lesenden/Wahrnehmenden eine Reaktion oder Resonanz im Organismus hervorruft. Die Selbstheilungskräfte einer Person sind in der Lage, entscheidende Veränderungen herbeizuführen, wenn die Kernkonflikte und Irrtümer erlöst und bewegt werden. Dadurch erübrigen sich andere heilkundliche Anwendungen nicht - im Gegenteil werden sie vielleicht erst jetzt ihre volle Wirkung entfalten können.

Die Homöopathie hat also eine Beschreibung der feinstofflichen Wirkaspekte einer Substanz geschaffen. Zu Beginn ging es dabei um körperliche Symptome, schnell bekamen aber auch Stimmungen und seelische Konflikte Beachtung.

Bestimmte Mittel sind aber so komplex, dass deren Beschreibungen auch von den unerlösten Projektionen der damaligen Prüfer überschattet wurden.
Es kann regelrecht peinlich sein, mit einer dieser Beschreibungen in Verbindung gebracht zu werden.
Auch sind sie großenteils in einem patriarchalen Stil des 19./20. Jahrhunderts verfasst, geprägt von einem heute veralteten Menschenbild.
Das befriedigte uns nicht!
Zutiefst davon überzeugt, dass alles, was hier existiert, einen unerlösten und einen erlösten Zustand darstellen kann, machten wir uns auf die Suche nach der Kernaussage, die in einer Substanz verborgen liegt. Welcher Lebensbereich wird von der Summe der Symptome dargestellt? Es gestaltete sich ein zeit-räumliches Bezugssystem, welches wir als Neunerfeld bezeichnen.

Eine weitere wichtige Erfahrung von uns ist, dass wir die ursprüngliche Vermutung Hahnemanns, mit genau einem Mittel alles auf einmal zu heilen, nicht teilen können.
Es kann nach unserer Erfahrung erst in der Zusammenarbeit einiger Mittel die Komplexität eines Krankheitsgeschehens berührt werden.
Man kann - vor allem mit hohen Potenzen - den festgefahrenen Zuständen des Energiekörpers einer Person wichtige und entscheidende Hinweise geben.
Das „Similia similibus curentur", also das Heilen durch Ähnlichkeit muss sich den komplexen Zuständen unserer Gegenwart und dem modernen Menschen anpassen.

Bleibt nun noch die Frage, was wir unter Heilung verstehen. Der Mensch ist aus verschiedenen energetischen Schichten aufgebaut. Die physisch greifbare Schicht ist sehr gut erforscht und es gibt eine große Menge Heilmittel dafür. Wäre diese Ebene unsere einzige Lebenswirklichkeit, kämen wir mit den vorhandenen Medikamenten meistens zurecht, die „Körpermaschine" könnte gut repariert werden.
Aber in den vitalen Energiebahnen der Meridiane breiten sich die Gefühle aus, die wir geerbt haben oder mitgebracht haben oder die sich seit dem Beginn unserer jetzigen Existenz angehäuft haben.
Dadurch werden die Körperstrukturen mit negativen Energien geflutet.
Bevor diese Gefühle nicht erkannt/erlöst/befreit werden, können Medikamente jeder Art nicht dauerhaft helfen.

Indem wir Verhältnisse und Zustände verstehen, benennen und wieder fühlen können, immer wieder aufs Neue, begreifen wir destruktive Abhängigkeiten,

Fehlschlüsse und Verhaltensweisen, die aus der Vermeidung von Schmerz resultieren. Diese Erklärungen können wir unbewusst in Form von Medizin/homöopathischen Mitteln zu uns nehmen (was in Form einer Erstverschlimmerung durch den Erkenntnisschreck manchmal recht unbequem sein kann) oder aber durch Lesen und Gespräch in kontrolliertem Eigentempo.
Diese Form haben wir sehr zu schätzen gelernt. Jeder Mensch nimmt sich die zur Zeit für ihn passende Menge an Information. Die volle Fülle schwingt natürlich immer mit, alles Berührbare wird berührt werden.

Heilung gestaltet sich also für jeden Menschen in seinem eigenen Tempo und oft müssen sehr komplexe Zusammenhänge und Abhängigkeiten dafür verstanden werden.

Es entstanden die seelenhomöopathischen Karten, auf denen die unerlösten Zustände einer Substanz schlagwortartig präsentiert werden - gefolgt von einem allgemein gehaltenen und die Seele inspirierenden Lösungsweg.
Durch das Lesen und Bedenken dieser Beschreibungen im Kontext einer Frage oder Beschwerde bekommt man Hinweise auf Zusammenhänge, die im feinstofflichen Raum rund um das Thema verankert sind. Es entstehen sofort Anstöße zu einer neuartigen Auseinandersetzung mit dem Problem.
Jeder Mensch kann diese Karten benutzen, es braucht nicht zwangsläufig einen Therapeuten. Die Berührung durch das Wort findet in Eigenregie statt. Therapeutisches Gespräch ist dadurch nicht ausgeschlossen und selbstverständlich zusätzlich hilfreich.
Die Ausführungen in diesem Buch über Giftpflanzen bauen auf den Aussagen dieser Karten auf, stellen aber großräumige Erklärungen und ahnenmedizinische Herleitungen dar.
Zu Lektüre und Verständnis dieses Buchs ist Kenntnis und Gebrauch dieser Karten nicht notwendig.

Ahnenmedizin und die neun Lebensfelder

Die Ahnenmedizin - so wie wir sie verstehen - beruht auf der Annahme, dass in unserem Erbgut prinzipiell alle Erfahrungen der beteiligten Menschen gespeichert sind. Jede sich inkarnierende Seele bedient sich aus diesem Erfahrungspool, um ihre Aufgaben und Themen zu gestalten. Dabei werden selbstverständlich auch die ungelösten Fragen und Themen gestaltet.
Diese wollen wir erleben, weil es eben diese sind, die uns in unserer Entwicklung bremsen.
In jeder schwierigen Lebenssituation, Krankheit oder Stagnation stecken Erfahrungen, die noch nicht wahrgenommen wurden.
„Wahr"-genommen, welch treffendes Wort.
Allerdings sind die Gründe für diese Nicht-Wahrnehmung extrem vielfältig und wahrscheinlich so individuell wie der Mensch selbst. Der gemeinsame Nenner ist aber oft Schmerz. Körperlicher Schmerz ist dabei nur eine von vielen Formen. In immer feineren Schwingungsgraden begleitet uns Schmerz bis in die subtilsten Sphären unserer Trennung von der Seelenheimat.
Dazwischen gestalten sich Schicksale.

Um eine komplexe Situation verstehen zu können, reicht es nicht aus, eine einzige Ursache oder einen einzigen Anker in der Vergangenheit zu finden.
Es ist stets ein Geflecht - zieht man an einer Stelle, zwickt es an einer ganz unerwartet anderen.
Ein Weg, mit dieser Komplexität umzugehen, ist in der Ahnenmedizin folgender:

Ein aktuelles Problem, die derzeitige Frage, stellt den Kernkonflikt dar. Es gibt hier ein Thema, dass sich als Grundton aller übrigen Aspekte benennen lässt.
Diese Kernkonflikte werden in der Ahnenmedizin von den Schlangen (Makrokosmos) und den Giftpflanzen (Mikrokosmos) repräsentiert.

Rund um diesen Kernkonflikt gruppieren sich nun Aspekte der menschlichen Persönlichkeit.
Manche von diesen Aspekten sind in der Gegenwart entstanden, manche bringt man individuell aus seiner Seelenvergangenheit mit und manche entstehen aus dem Erbgut mit den Informationen der Ahnen.

- Die Seelenebene stellt den (mitgebrachten) Erfahrungshorizont der jetzt lebenden Person dar.
- Die Ahnenebene stellt die Einflüsse aus dem männlichen und weiblichen Ahnenfeld dar.
- Die persönliche Ebene ist der Ausdruck im Hier und Jetzt, die Art, wie man sich im Leben bewegt.

Ein Kernkonflikt wird also von allen Seiten „gestaltet“ und beeinflusst.

In diesem Buch befassen wir uns mit Giftpflanzen und dem Kernkonflikt, der einer Frage oder einem Thema zugrunde liegen kann.

Der Kernkonflikt ist die eigentliche Ursache eines Problems, einer Frage. Auch er entsteht aus vorhandenen Erinnerungen und Erfahrungen, beschreibt aber auch Sackgassen der Wahrnehmung oder Gefühle, die noch unerlöst auf Integration warten.

Jede Giftpflanze wird in ihrer Funktion als Lehrmeisterin eines Kernkonflikts beschrieben. Nicht die Lehrmeisterin löst die unschönen Gefühle aus, sondern der Fokus, der dadurch entsteht. Wie mit einer Lupe wird ein bestimmter Ausdruck hervorgehoben - und ruft meistens keine Begeisterung auf!
Aber es wird auch beschrieben, was der Lohn der bewältigten Aufgabe ist!
Jedes Problem ist ja nur dazu da, uns wachsen zu lassen.
Im Licht dieser Ausführungen kann die Lösung einer Aufgabe vorangebracht werden.

Neben der allgemeinen Erklärung werden auch Interpretationen für die drei Ebenen - Persönlichkeit, Ahnenfeld und Seelenebene - beschrieben.

Es ist wie in einer großen Sinfonie aus Erfahrungen: einzelne Melodien werden hervorgehoben, um bestimmte Zusammenhänge verstehen zu können. Aber die gesamte Sinfonie befindet sich jederzeit im eigenen Erbgut jedes Zellkerns des eigenen Körpers. Denn „Ich" bin geworden aus allen Prägungen, die meine Vorfahren dort hinterlassen haben und die „Ich" mit meinem Seelenerbe in diesem jetzigen Leben gestalte.

Wenn man mit dem Kartenset Mikrokosmos arbeitet, besteht die Möglichkeit, alle neun Felder mit verschiedenen Karten zu belegen.
In diesem Fall ist es möglich, dass eine Torwächterkarte in einem anderen Lebensfeld zu liegen kommt. Das verändert die Auslegung natürlich ein wenig. Es macht einen Unterschied, ob die persönliche Ebene mit Kernkonflikten beschäftigt ist oder ob aus der Ahnenebene ein Bedürfnis nach Lösung (zum Thema der Frage) besteht.

Wenn man ohne Kenntnis des Kartensets dieses Buch liest, kann man sich von den Erklärungen an die Hand nehmen lassen und die eigene Lebensgeschichte auf Kernkonflikte untersuchen.
Wie sind wir zu dem geworden, was wir jetzt sind?
Welche Kräfte stecken für mich in den Torwächterenergien der Giftpflanzen?
Wohin soll ich meine Aufmerksamkeit lenken, um Frieden und Wachstum zu vermehren?

Die neun Lebensfelder im Überblick

Wo ist die innere Freiheit blockiert? **Freiheit**	Der blinde Fleck. Was ist nicht verbunden? **Verbundenheit**	Wie ist das Selbstvertrauen geschwächt? **Selbstvertrauen**
Wie geht es der inneren Führungskraft? **Ahnenfeld männlich**	Einblick in den Kern des Konfliktes. **Torwächter**	Wie geht es der inneren Versorgung? **Ahnenfeld weiblich**
Der Focus der Seelenaufgabe **Seelenebene Zeit**	Die Entfaltung der Seelenaufgabe **Seelenebene Wesen**	Der Raum der Seelenaufgabe **Seelenebene Raum**

Kernkonflikt und Torwächter

Die zwölf Giftpflanzen des Kartensets Mikrokosmos werden als Torwächterenergien oder Kernkonflikte bezeichnet. Sie beschreiben Lebensthemen, mit denen jeder Mensch konfrontiert werden kann.

Torwächterthemen sind in der Lage, jede Bemühung um Lösung und Entwicklung zu torpedieren. Die Gefühle eines Torwächterthemas sind mächtig, auch wenn sie unter Umständen gar nicht zu Bewusstsein kommen. Sie sind so selbstverständlich geworden, dass man sie eventuell gar nicht mehr wahrnimmt. Möglicherweise bestimmen sie unsere gesamte Weltsicht, auf jeden Fall aber unser Verhältnis zu der Frage, mit der wir uns den Giftpflanzen genähert haben.

Man kennt den Effekt zum Beispiel von Geräuschen:
Als vor einigen Jahren in Island ein Vulkan ausbrach und der Ascheflug den Flugzeugverkehr in Europa lahmlegte, war ein paar Tage lang eine unglaubliche Stille „zu hören". Das Ausmaß der üblichen kontinuierlichen Beschallung selbst in Gebieten ohne ausgesprochene Fluglärmbelastung ist erstaunlich hoch - und wir haben uns daran gewöhnt (jedenfalls wenn wir nicht allzu nah an einem Flughafen leben müssen).

Erst die Abwesenheit der Geräusche machte uns bewusst, was sonst immer anwesend war. Genauso funktionieren Torwächter. Sie können übermächtig unerträglich sein und uns Tag und Nacht beschäftigen, sie können aber auch so selbstverständlich dazugehören, dass wir sie nicht mehr wahrnehmen.

Indem wir zu einer bestimmten Fragestellung eine Giftpflanze als Antwort bekommen, bietet sich die Gelegenheit, auf die Dauerbeschallung mit einem bestimmten Gefühl aufmerksam zu werden.

Für ein Torwächter-Problem gibt es keine Standardlösung. (Gibt es überhaupt Standardlösungen? Was dem Einen hilft, kann für den Anderen Gift sein.) Man könnte zum Beispiel auf die Idee kommen, diese Pflanze als homöopathisches Mittel zu sich zu nehmen. Das ist natürlich nicht falsch, aber eben auch nur ein weiterer Impuls. Zu viele Impulse können kontraproduktiv sein, anschreien beschleunigt keine Erkenntnisprozesse. Jede Form von Medikation gehört in die Hände und unter die Aufsicht kompetenter Fachmenschen!
Aber die aufgerufenen Gefühle sind sowieso am Ende die gleichen.

Durch das Lesen und Verarbeiten der Informationen einer Lebensfeldkarte oder eines ausgesuchten Kapitels dieses Buchs wächst man in seinem eigenen Tempo.

Der erste Schritt ist immer die Anerkennung eines Zustands. „Wegmachen", damit es aufhört, reicht (leider) nicht aus. Die Verdauung seelischer Prozesse braucht ihre Zeit und die Ahnenmedizinische Arbeit kann dazu beitragen, dass „der Groschen fällt" und man aus einer Art Traum aufwacht.
Wir verstehen unter der Erlösung unserer Ahnen übrigens nicht einfach ein freundliches Grüßen in die Vergangenheit, sondern auch das Annehmen des Erbes in Form all der weitergereichten Gefühle, die wir verdauen sollen.
Dafür haben wir unsere Lebenszeit geschenkt bekommen:
Erfahrungen machen und bewerten, Gefühle transformieren und als Teil eines großen Menschheitskörpers an der Gesundung aller Menschenzellen mitzuarbeiten.

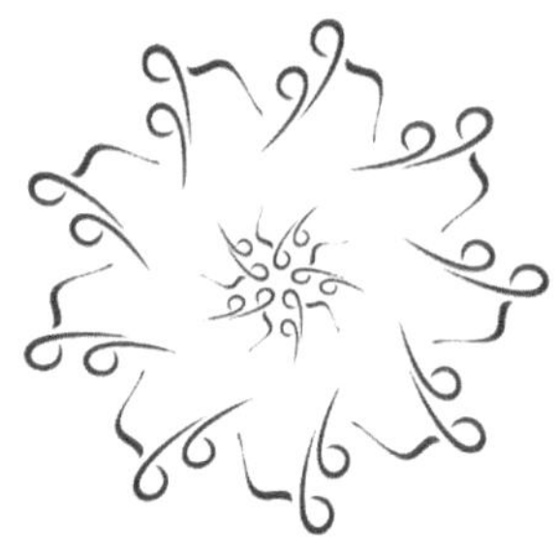

Giftpflanzen als Torwächter

Pflanzen sind die Lebensgrundlage aller Wesen dieser Erde mit Ausnahme der Gesteine. Pflanzen haben in der Frühzeit unseres Planeten den Sauerstoff in die Atmosphäre gebracht. Erst dadurch konnten sich tierische Organismen bilden. Heute bekommen wir zunehmend ein Bewusstsein für die elementare Wichtigkeit dieses Sauerstoffs, weil wir ihn durch Raubwirtschaft kontinuierlich vernichten.
CO2-Einsparung heißt die Devise der Politik, obwohl die konsequente Pflege der Wälder und Vegetationen mindestens ebenso wichtig wäre.

Pflanzen sind also so wichtig, dass wir es oft gar nicht mehr begreifen können. Von der Weisheit und Naturverbundenheit unserer sehr alten Vorfahren haben wir uns elendig weit entfernt. Wenn das der Preis für die heutigen - durchaus angenehmen - Errungenschaften ist, sollten wir uns nun um die Rückzahlung dieses Kredits kümmern.

Abgesehen von globalen Herausforderungen steht jeder Mensch als Zelle dieses Planeten vor seinen individuellen Aufgaben. Die Ökologie beschränkt sich nicht auf äußere Handlungen, auch die Rückkehr jeder einzelnen lebenden Zelle = Seele = Bewohner dieser Erde zu Verbundenheit und Herzensoffenheit trägt zur Lösung der großen Aufgabe bei.

Während einige Pflanzen uns zur Nahrung und Bekleidung dienen, haben andere Pflanzen die Aufgabe des Heilens übernommen. Giftpflanzen aber dienen dem Übergang zwischen den zwei Welten von Diesseits und Jenseits. Sie stehen zur Verfügung, um Leben zu nehmen.
Ob für die Jagd und damit bei Naturvölkern auch zum Überleben oder aber für die Ausübung von Gewalt - die Pflanzen fällen kein moralisches Urteil. Moral ist eine Instanz der Seelenebene.
Die Seelen der Pflanzen befinden sich aber nicht auf unserer Erde.
Sie wohnen in kosmischen Welten und beobachten unser Treiben aus einer Dimension außerhalb unserer Zeit. Wir aber sind im Moment mit unseren Seelenaufgaben auf die dreidimensionale Materie beschränkt.

Nun ist der Übergang zwischen Diesseits und Jenseits nicht nur auf Geburt und Tod beschränkt. Auch wenn wir schlafen oder bewusstlos sind, befinden wir uns mit einem Teil unseres Selbst im Jenseits. Alle Naturvölker hatten und haben ihr Wissen um die Wichtigkeit des Austauschs zwischen den Welten.

Trance und Seelenreise können mit Giftpflanzen erreicht werden.
Die Familie der Nachtschattengewächse ist hier besonders aktiv, aber nicht allein mit diesen Fähigkeiten.

Wenn man eine Aufgabe zu lösen hat ist es normal, dass man dabei auch Fehler macht oder Irrwege geht. Dabei kann man sich verletzen! Körperliche Wunden können heilen, aber seelische Verletzungen sind oft schwer zu verstehen. Jedem ist klar, dass ein traumatisches Erlebnis Folgen hat, aber oft genug beschränkt man sich auf die unmittelbar sichtbaren Symptome. Dabei bleibt der Kern einer Verletzung oft über sehr lange Zeit unberührt. Und dieser Seelenanteil befindet sich - wie könnte es anders sein - im „Jenseits", in der unbewussten Traumwelt. Um ihn zu erreichen braucht es ein Werkzeug, dass dort hinreichen kann.

Es ist gut, dass wir dabei nicht ausschließlich auf die Kenntnisse der Weltenvermittler der Naturvölker angewiesen sind.
Aus ganz offensichtlichen Gründen sind sie auf die „zivilisierten" Menschen nicht unbedingt gut zu sprechen.
Außerdem gibt es auf allen Ebenen Verständigungsprobleme.
Wir brauchen unsere eigenen Schamanen! Mit Samuel Hahnemann hatten wir einen, der bis heute die Wege ins Unbewusste gangbar macht.

Indem man die Giftigkeit einer Pflanze durch ihre rhythmische Entstofflichung für Organismen ungefährlich macht, sie also homöopathisch aufbereitet, kann man verknotete Gefühle erreichen und erlösen. Außerdem wurde die Seele der Pflanze beschreibbar und steht uns heute als Abbild eines Problems und seinem erlösten Zustand in Form der seelenhomöopathischen Karten zur Verfügung. Ihre Resonanz erreicht das menschliche Gefühl. Übrigens auch das tierische, allerdings brauchen es dann die Vermittlung durch Dilution oder Globulus. Der Mensch hat die Wahl der Kontaktart.

Wir beschäftigen uns in diesem Buch mit zwölf ausgewählten Giftpflanzen und den unerlösten Gefühlen, die sie darstellen können.
Indem die Pflanze ihren Ausdruck wie auf einer Bühne präsentiert kann sich der Mensch darin wiedererkennen.
Wenn etwas ausgedrückt wird, dass einem Selbst nicht greifbar ist, trotzdem aber knapp unter der Bewusstseinsschwelle brodelt, kann es - endlich - ergriffen und begriffen werden.
Die Pflanze erklärt einen Teil der eigenen Traumwelt.

Schauen wir uns nun an, wie die giftigste Pflanze Europas dabei hilft, Schockerlebnisse zu integrieren oder die „Schöne Frau" das Loslassen von zuviel Wahrnehmung begleitet. Was passiert, wenn man das Leben - eigenes und fremdes - permanent als unzumutbar empfindet? Wohin soll man fühlen, wenn man unverzeihliches erlebt hat? Aus Wahnsinn kann Frieden entstehen und aus Ehrverletzungen wieder Würde wachsen.

Die Giftpflanzen möchten helfen!

*„Alle Dinge sind Gift, und nichts ist ohne Gift;
allein die Dosis machts, dass ein Ding kein Gift sei."*

Diesen immer noch aktuellen Satz schrieb Paracelsus 1529/30 in einer Streitschrift.

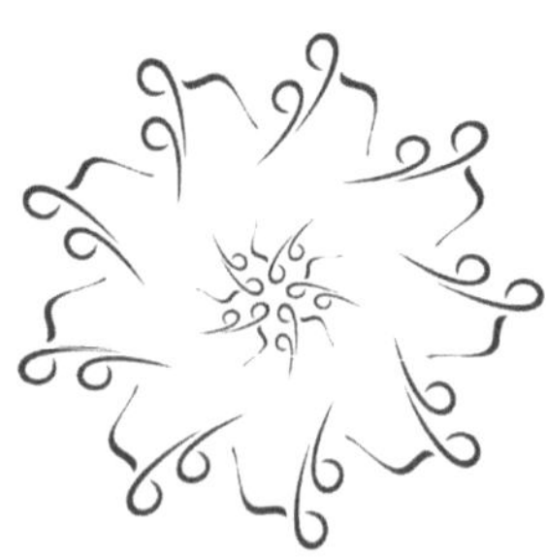

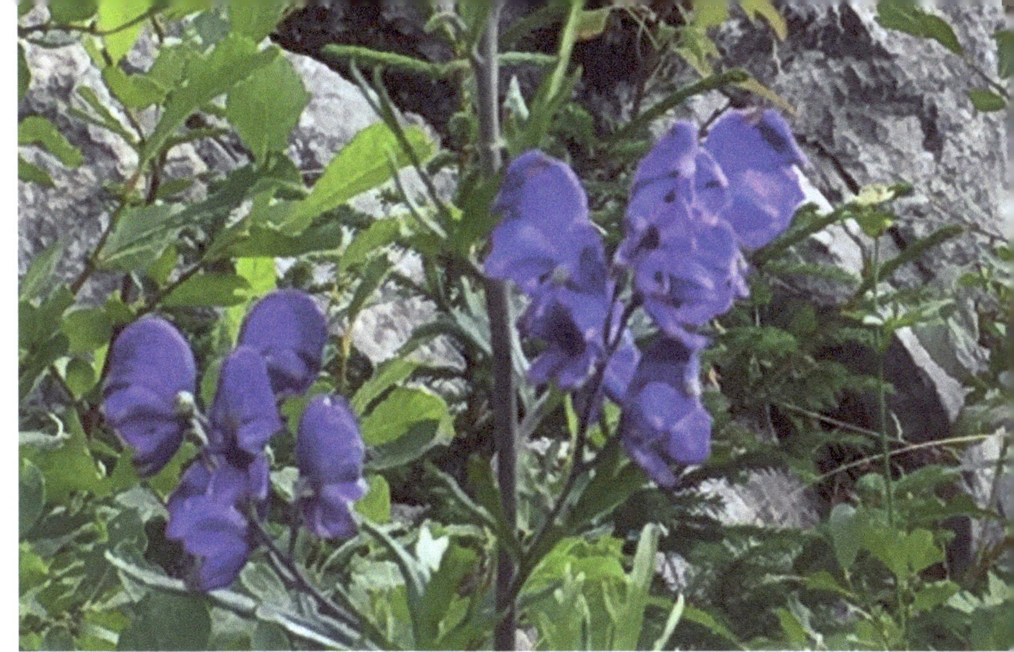

Aconitum napellus - Blauer Eisenhut

Schock - Integration

- Leben im Akutzustand, immer auf der Lauer
- Fühlt sich nur im Todesschreck verbunden
- Verzweifelte Wut über wahnsinnige Angst
- Verlust der Wahrnehmung der eigenen Konturen
- Sackgasse der eigenen Abwehr, sinnlos
- Ringt verzweifelt um Bewusstsein und Wahrheit
- Hat gerade eben alles Wichtige verloren ... immer wieder
- Großes Bedürfnis zu liegen und zu erinnern

Schock

Das Leben fließt als ruhiger Fluss dahin. Ununterbrochen hat man etwas zu tun: die Gedanken sind beschäftigt, der Stoffwechsel arbeitet und rundherum leben die Mitmenschen ihr Leben. Man bekommt selten mit, wieviel Aktivität und Austausch selbst im ruhigsten Moment stattfinden.
Und dann passiert etwas Unerwartetes. Etwas, das auf einmal alles verändert. Alles wird unterbrochen.

Diese Unterbrechung kann im Körper stattfinden.
Dann spricht man medizinisch von einem Schock. Je nach betroffenem Organ finden unterschiedliche Kompensationsversuche im Organismus statt.
Oberstes Ziel ist dabei immer, die Sauerstoffversorgung von Herz und Gehirn aufrechtzuerhalten.
Wenn es gelingt, den Notfall zu überleben, bleiben unter Umständen dauerhafte Schäden im Körper zurück. Das Leben als solches findet ab jetzt anders als vorher statt. Man wird sowohl im körperlichen Bereich wie auch im Gefühlsleben immer „auf der Lauer" sein, dass sich die Notsituation nicht wiederholt.

Das Miterleben von äußeren Katastrophen, egal ob Naturgewalt oder Menschengewalt, verursacht ebenfalls einen Schock. Der ruhige Fluss des eigenen Lebens wird schrecklich unterbrochen. Therapeutisch spricht man von „Akuter Belastungsreaktion", um es von den rein körperlichen Vorgängen abzugrenzen. Umgangssprachlich bleibt es trotzdem ein Schock.

Zusammenfassen kann man alle Schocks als ernsthafte Bedrohung der Sicherheit oder körperlichen Unversehrtheit. Man muss darauf reagieren, um weiterleben zu können.

Alle Aconitum-Zustände lassen sich durch solche Reaktionen auf Schock erklären.

Rein medizinisch betrachtet ist es eine Kunst, die automatisch im Schockzustand ablaufenden Reaktionskaskaden des Stoffwechsels zu unterbrechen. Dies gelingt mit Hilfe der hochtechnisierten Notfallmedizin - und auch nicht immer.

Im Gefühlsbereich finden ähnliche Schutzreaktionen statt.
Teile der Persönlichkeit werden aus dem Bewusstsein geschleudert, um als Mensch weiterleben zu können. Auch in diesem Fall werden Herz und Hirn davor geschützt, zu zerbrechen.
Die von außen wahrnehmbaren Symptome sind Betäubung, die Unfähigkeit zur Reizverarbeitung und eine sehr eingeschränkte Aufmerksamkeit.
Das Bewusstsein ist ganz eingeengt. Im Extremfall entstehen Desorientiertheit oder die sogenannte Fugue mit kompletter Verdrängung des Erlebten aus der Erinnerung. Gleichzeitig kann ein permanenter Unruhezustand mit Zwang zur Überaktivität entstehen. Herzklopfen, Schweißausbrüche, Zittern und plötzliche Kälteschübe sind körperlicher Ausdruck des seelischen Stresserlebens. Auch spontane Übelkeit ist ein Ventil für das Nervensystem.

Anschließend passiert, was immer passiert: Die Welt dreht sich weiter, der Alltag nimmt seinen Raum ein, das Erlebte wird zur Vergangenheit. Egal, wie bedrohlich oder grausam es war. Selten gibt es genug Hilfe und Zeit, um ein erlebtes Trauma angemessen verarbeiten zu können. Der gängige Spruch „Die Zeit heilt alle Wunden" ist zynisch, denn nur bewusst verarbeitete Schocks können mit der Zeit heilen. Alles Verdrängte bleibt dort hocken, wohin es verdrängt wurde.
Nun muss man nicht annehmen, dass solche Verdrängung absichtlich geschieht. Der Schutz von „Herz und Haupt", also der emotionalen Integrität und dem Verstand, hat immer Priorität. Es ist ein sehr sinnvoller Mechanismus! Leider ist sein Preis, dass man nicht mehr ohne weiteres an das Verdrängte herankommt. Selbst wenn man es gerne möchte und sich dafür bereit hält.

Beide Instanzen, Herz und Hirn, Gefühl und Verstand, müssen sich sicher genug fühlen, um die Erinnerung freizugeben. Darum ist „Verstehen" so wichtig! Wohlgemerkt das Verstehen der eigenen Gefühle und Reaktionen, nicht jene der Umgebung. Solange man sich noch vorrangig mit den Gefühlen der mit-beteiligen Wesen beschäftigt, ist man noch nicht wirklich bereit, das Eigene komplett wahrzunehmen.

Die unerlösten Gefühle werden sich aber immer bemerkbar machen. Genauso wie ein blauer Fleck schmerzt, wenn man ihn berührt, blitzen spontan die verdrängten Gefühle auf, wenn sie „berührt" werden. Man spricht in diesem Zusammenhang von einem Trigger. Dieser „triggert", wörtlich „benutzt den Abzug der Waffe", und trifft damit den wunden Punkt.

Zum Trigger kann alles mögliche werden. Gerüche sind besonders schnell, weil sie nicht vom Großhirn gefiltert werden können. Gesten, Worte, Klänge, aber auch bestimmte Themen oder Naturphänomene können die verdrängten Erinnerungen berühren. Hat man sich noch niemals bewusst mit dem Trauma auseinandergesetzt, merkt man noch nicht einmal, dass man gerade getriggert wird. Obendrein gibt es genug traumatische Erlebnisse, an die man sich gar nicht bewusst erinnern kann, weil man noch viel zu klein war, als sie passierten oder aber betäubt durch Drogen/Medikamente.

Wird das Verdrängte berührt, ist man gezwungen, zu reagieren.
Das Alte wird akut.

Im Idealfall erkennt man die Mechanismen der Verdrängung und begibt sich jetzt in einen geschützten Raum, um die aufsteigenden Gefühle wahrzunehmen - „wahr" zu nehmen. Es gibt nämlich keine unlogischen oder falschen Gefühle. Hat man den Mut, sie ernst zu nehmen, werden sich die verdrängten Gefühle ausbreiten. Mehr wollen sie auch gar nicht.
Endlich ausvibrieren dürfen. Endlich gesehen und verstanden werden und mit der Not nicht mehr allein sein müssen. Wobei das Alleinsein nur beendet werden kann, wenn die eigene Person es integriert.
Nur weil eine außenstehende Person alles erklärt und einordnet, ist noch gar nichts gewonnen. Ich selbst muss JA sagen zu allen Gefühlen, die in mir sind. Muss sie fühlen, bis sie ausvibriert sind. Und das werden sie mit Sicherheit!
In der Ahnenmedizin heißt es immer: „Es kommt, um zu gehen."

Aber Idealfälle sind leider selten.
Der Normalfall ist der unerlöste Aconitum-Zustand. Man wird überwältigt von bedrohlichen Gefühlen, denen man scheinbar ausgeliefert ist. Und schneller, als man „Piep" sagen kann, sucht man die Ursachen dafür im Außen. Dabei sind es vergangene Erfahrungen, die an die Oberfläche des Bewusstseins steigen, weil sie noch „gesehen" und verstanden werden wollen. Typisch für die Ahnenmedizin ist dabei die Ansicht, dass man Erfahrungen der Vorfahren, die im Erbgut weitergereicht wurden, in diese Überlegungen mit einbezieht.

Für die Ursachensuche im Außen bieten sich unendlich viele Möglichkeiten bei den Mitmenschen oder den Lebensverhältnissen. Wenn sich Probleme oder Meinungsverschiedenheiten überhaupt nicht friedlich lösen lassen, sind mit großer Wahrscheinlichkeit zusätzlich solche verdrängten Aspekte in die Situation verstrickt. Dadurch bekommen sie solche Wucht. Gibt man aber den eigenen Gefühlen einen Namen, ohne sofort im Außen nach Schuld oder Auslöser zu suchen, kommt Bewegung in scheinbar unlösbare Verhältnisse.

Der Torwächter einer friedlichen und erfolgreichen Problemlösung ist die Wahrnehmung der verdrängten alten Gefühle und ihre Trennung von der aktuellen Situation. Man hat also zwei Aufgaben gleichzeitig, denn das aktuelle Problem löst sich nicht in Luft auf.
Indem man solchen verdrängten Gefühlen auf die Spur kommt und ihnen den benötigten Raum zur Wahrnehmung schenkt, werden sich die Trigger mit der Zeit verflüchtigen. Ob mit oder ohne professionelle Hilfe entscheidet sich am Ausmaß des Schrecks, den man im Unterbewusstsein vergraben musste. Integration heißt also das lösende Zauberwort für alte und auch noch frische Schockerlebnisse.

In der persönlichen Ebene:
Du bekommst für deine Frage den Eisenhut als Hinweis. Nimmst du schon wahr, was sich brandgefährlich in deinem Thema versteckt? Vielleicht ist dir gerade gar nicht gut, wird ein mulmiges Gefühl immer größer. Vielleicht kennst du diesen Zustand aber schon und fragst genau deshalb um Rat.
Es nutzt rein gar nichts, die Unruhe wieder einzupacken. Das kostet dich Kraft und Lebenszeit. Wie gestaltet sich dein „wieder einpacken"?
Greifst du zu einem der leicht zugänglichen Trostmittel oder brauchst du stärkere Geschütze?
In deinem Thema ist ein „Trigger" versteckt. Deine Aufgabe ist jetzt, ihn zu identifizieren und die Geschichte, die sich für dich damit verbindet, in dein Bewusstsein zu holen. Die alte Geschichte wird nämlich immer wieder akut, als ob sie gerade eben erst passiert wäre.
Nur, wenn du mit wachem Verstand alle erlebten Gefühle anerkennst als DEINE Erfahrung, nur dann können sie sich verflüchtigen und in der Truhe der Erinnerungen schlafen gehen.

Oft ist es außerdem notwendig, sich aus den Zuschreibungen der mitbeteiligen Menschen zu lösen. Also Ansichten über dich, die durch dein Verhalten in der Kompensation des Traumas entstanden sind.
Du bist gar nicht „unfähig" oder „faul" oder „zickig" oder was sonst noch über dich gesagt wird. In diesem Zustand bist du nur, weil etwas in dir balanciert wird, das bisher keine Möglichkeit zur Lösung bekommen hat.
Irgendeine Kompensation musst du ja nehmen. Aber jetzt ruft dich der Eisenhut zur Integration auf.

Die Meinungen der Mitmenschen über sich glaubt man automatisch, wenn man einen Schock verarbeiten muss. Jeder Halt ist dann willkommen, auch wenn er sehr giftig ist. Auf diese Weise kommen viele destruktive Selbstbilder zustande.
Jetzt ist es an der Zeit, wieder ein Stückchen heiler zu werden.
Der Aconitum-Torwächter lädt dich ein, seine große Kraft dafür zu benutzen, aus dem Schreck aufzuwachen. Es ist egal, ob dir das nur für Sekunden gelingt oder du schon am Ende der Erlösung angekommen bist. Wenn du einmal begriffen hast, dass die mulmigen Gefühle deine Freunde sein wollen und dir dabei helfen können, etwas sehr Anstrengendes loszulassen, wirst du diesen Weg immer weiter gehen.
Bis zur endgültigen Integration aller deiner Wesensanteile.

In der Ahnenebene:
Dein heutiges Thema berührt Erfahrungen, die in deinem Ahnenfeld traumatisch erlebt und gespeichert wurden.
Mittlerweile ist sogar wissenschaftlich nachgewiesen, dass sich schlimme Erlebnisse über das „Epigenom“ vererben. Das ist die Bezeichnung für die Umhüllung des genetischen Erbguts.
Es entscheidet darüber, welche Informationen der Gene „gelesen“ und ausgeführt werden - und welche nicht.
Notsituationen wie Angst, Terror, Hunger oder Unsicherheit lösen sich also nicht einfach in Luft auf, wenn sich die Welt zum Leichteren verändert. Die Trigger bleiben bestehen und werden auch vererbt.
Dein heutiges Thema triggert solche gespeicherten Ängste. Sie sind also nicht unbedingt in deinem aktuellen Leben zu finden.
Trotzdem bekommst du das spontane und dringliche Bedürfnis, etwas zu unternehmen, was der überlieferten Not hilft.
Sogenannte Hamsterkäufe sind ein gutes Beispiel. Sie übersteigen immer den eigentlichen Engpass und lösen oft sogar Heiterkeit aus. Für die Käufer ist es aber brutaler Ernst und manche nehmen sogar Handgreiflichkeiten in Kauf.
Welche akute Angst entsteht in dir, wenn du dich mit deinem Thema beschäftigst? Wo und wie könnte die Geschichte deiner Ahnen damit zusammenhängen?
Allein schon die Öffnung solcher Gedankenräume würdigt die Lebenserfahrungen der Vorfahren. Ein anerkennendes Nicken ist dabei immer hilfreicher als jammervolles Mitleid. Schließlich haben sie ihr Leben so gut gelebt, wie es eben ging.

Der Eisenhut möchte dir dabei helfen, alte Nöte von deinem heutigen Leben zu trennen und die volle Kraft von Führungs- und Versorgungsebene wieder in dein Leben zu integrieren.

Auf der Torwächterposition:
An der Angst kommst du nicht vorbei.
Der Aconitum-Torwächter spricht davon, dass Angst und Schreck mit deinem Thema verbunden sind. Es triggert ein Trauma. Nur du kannst danach forschen, wie dieses Trauma aussieht. Es wird aber im weitesten Sinn mit deiner heutigen Frage zu tun haben.
Suchst du also heute zum Beispiel nach Freiheit, kann das zugehörige Trauma vielleicht völlige Einsamkeit und Verlorenheit gewesen sein. Jede Form von Grenzenlosigkeit triggert dann die alten bedrohlichen Gefühle und der erste

Impuls ist auf jeden Fall, sich eine Grenze zu suchen. In der Begrenzung kann man die Kontrolle behalten. Vergiss nicht, dass die Gefühle eines Säuglings riesengroß sind. Wie wahnsinnig bedrohlich war es, in ein leeres Zimmer abgestellt zu werden, um sich „auszuschreien"?
Das war (und ist) leider eine gängige Praxis, mit weinenden/schreienden/bedürftigen Babies umzugehen. Dem Kind fehlt jedes Zeitgefühl und es kann sich nicht selbst helfen - außer durch Abspaltung der Angst.
Dieses Beispiel soll klarmachen, dass es für jedes Gefühl eine Ursache gibt, sie aber häufig nicht mehr zu benennen ist. Trotzdem ist der erste Schritt die Anerkennung und Benennung der eigenen Gefühle. Nicht der oberflächlichen Tagesemotionen, die durch alltägliche Interaktionen entstehen, sondern dieses Grundgefühl, dass man vielleicht lieber betäuben möchte.

Die Integration solcher maßlosen Angsterlebnisse wird mit dem Eisenhut-Torwächter möglich. Seine volkstümliche Bezeichnung „Sturmhut" verweist auf die Fähigkeit, standzuhalten, wenn der Gefühlssturm losbricht.

Die Suche nach Ursachen ist notwendig, sinnvoll und hilfreich. Aber dieser Torwächter wird dir auch dabei helfen, die Wucht deiner Gefühle auszuhalten. Halte in der Angst stand! Aconitum ist dabei der beste und sicherste Verbündete. Gemeinsam schafft ihr das.

In der Seelenebene:
Was für schreckliche Erinnerungen lauern bei diesem Thema knapp unter der Bewusstseinsschwelle in dir? Dein heutiges Thema berührt sehr alte und wahrscheinlich mitgebrachte Erfahrungen deiner Seele.
„Niemals wieder!" scheint die Devise zu sein.
Wenn eine Menschenseele es nicht geschafft hat, sich von traumatischen Erlebnissen eines vergangenen Lebens zu lösen, dann hält sie selbst an diesen Erfahrungen fest. Es sind noch Aspekte vorhanden, die verstanden werden wollen. Naheliegende Gründe sind „Schuld und Sühne", also Vorwürfe, Rachewünsche oder auch die Überzeugung, eigene Schuld zu tragen.
Das Vergangene verlangt nach noch mehr Erfahrungen und Erlebnissen, um endlich in die seelische Schatzkiste gelegt werden zu können.

Erst, wenn du begreifst, dass du hier zwar mit wuchtigen, aber nicht mehr der heutigen Situation entsprechenden Gefühlen zu tun hast, öffnen sich neue Lösungswege. Bis dahin werden sich die alten Dramen in immer neuen Formen wiederholen.

Dein Vorteil besteht heute darin, frisch und neu an die Situation herangehen zu können. Manchmal muss man sich trauen, etwas Unerträglichem ins Angesicht zu sehen. Es wird dich heute vermutlich nicht mehr umbringen - spielt aber mit dieser Angst.

Aconitum ist in der Lage, dem wahnsinnigen Schrecken zu begegnen. Aconitum ist mit Sicherheit stärker als die alten Dämonen - wenn du ihm erlaubst, dir zu helfen. Stück für Stück vibriert dann aus, was dich so sehr erschüttert hat. Du integrierst die Teile deiner Seele, die bislang bewegungslos am Ort der schrecklichen Erinnerung ausgeharrt haben.

Dein heutiges Thema wird durch solche wiedererwachten Seelenkräfte bestens unterstützt werden.

Lösungsweg:

Integration

Die Blume für deine Heilkraft findest du an der Pfeilspitze,
die seit geraumer Zeit in deinem Herzen wohnt ...
Die unglaubliche Wahrheit:
Behütet worden zu sein - findest du in deiner Seele am gleichen Ort.

Botanik:

Der blaue Eisenhut gehört zu den Hahnenfußgewächsen. Er gedeiht wild überall in Europa in Gebirgs- und Mittelgebirgslagen. Die Wurzel ist knollig verdickt, am aufrechten Stängel erscheinen im Hochsommer die dunkelblauen Blüten in traubenförmigen Blütenständen.
Das obere Blütenblatt ist helmförmig verbreitert.
Aufgrund seiner majestätischen Schönheit wird der Eisenhut auch als Zierpflanze gezüchtet. Aus den Gärten hat er sich selbst verbreitet und man findet ihn inzwischen auch außerhalb von Gebirgslagen.
Erstaunlich ist dabei der Umstand, dass es nur wenig gemeldete Vergiftungen durch unkontrollierten Hautkontakt gibt. Denn: Aconitum napellus ist die giftigste wild wachsende Pflanze Europas!

Bereits kurzzeitiger Hautkontakt erregt die Nervenzellen und verursacht Brennen und Prickeln.

Längerer Hautkontakt führt zu Lähmungen und Taubheit. Verschluckt man Teile der Pflanze, egal ob Blatt, Wurzel oder Blüte, reichen bereits minimale Mengen aus, um den Tod durch Lähmung der Atemmuskulatur innerhalb einer halben Stunde herbeizuführen.
Die medizinische Verwendung beschränkt sich daher auf homöopathische Zubereitungen. Dort allerdings nimmt Aconitum eine prominente Stellung als Akutmittel ein. Andere Eisenhutarten werden z. B. in der TCM verwendet. Angeblich war der Eisenhut einst Bestandteil von „Hexensalben", bei denen das typische Kribbeln als Federwachstum empfunden wurde. Die Richtigkeit solcher Angaben sind aber mit Vorsicht zu genießen aufgrund der Art ihrer Erlangung.

Der Name Aconitum wird meistens vom Hügel Aconitos in Griechenland hergeleitet. Dort holte Herakles den Höllenhund Cerberus aus der Unterwelt. Die Wut dieses Tiers auf den Bezwinger übertrug sich durch seinen Geifer auf den dort wachsenden Eisenhut.
Napellus ist eine Ableitung von napus = Rübe und bezieht sich auf die temknollenartigen Wurzeln. Der gebräuchliche deutsche Name Eisenhut bezieht sich wohl auf das helmartige Aussehen des oberen Blütenblatts.

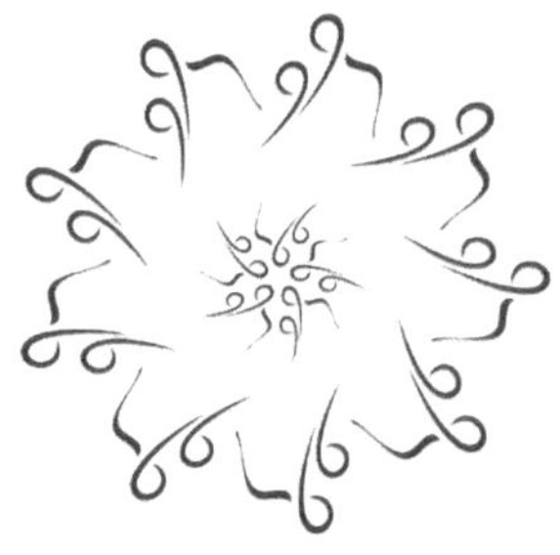

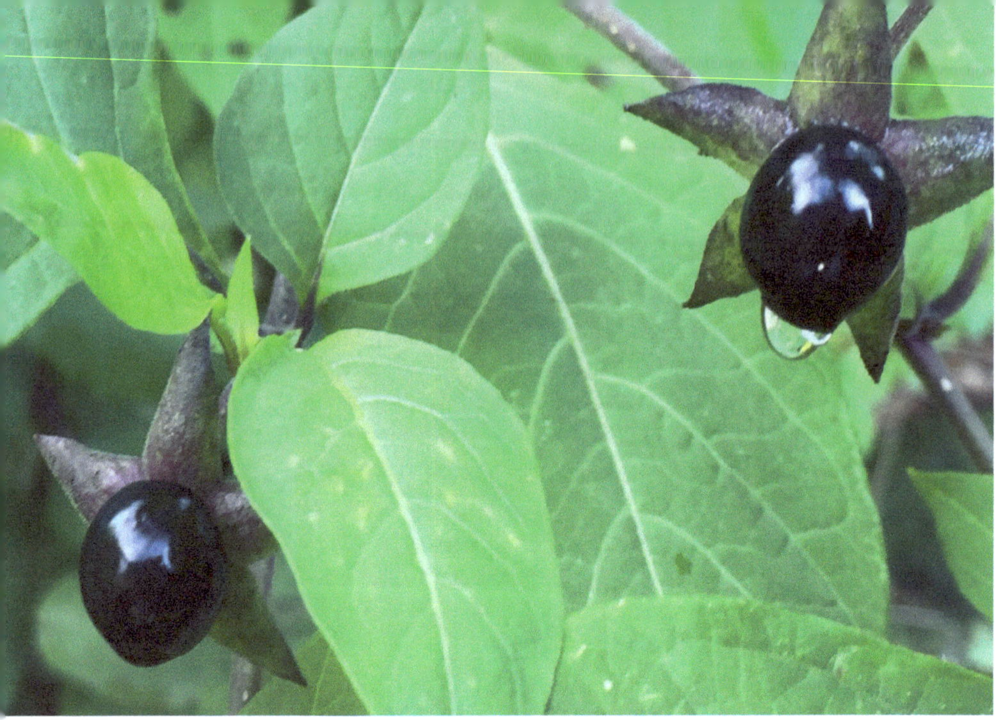

Atropa belladonna - Schwarze Tollkirsche
Erweiterte Wahrnehmung - Loslassen

- Verzweifelte Welt der Hellsichtigkeit
- Ist der eigenen inneren Dramatik ausgeliefert
- Steckt zur Hälfte zwangsweise in der Anderswelt
- Wird plötzlich überwältigt von höchster Sensibilität
- Hat Wut und Panik im Wechsel
- Sehnsucht, sich zu verstecken
- Schwelender Kummer
- Fühlt sich unentwegt bedroht
- Große Angst vor verhängnisvoller Treue

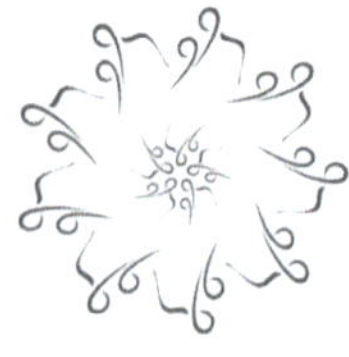

Erweiterte Wahrnehmung

Viele Menschen kennen das: Augenärztin oder Optiker brauchen einen Blick ins Innere des Auges und träufeln Atropin hinein. Riesengroße Pupillen entstehen so. Dieser Effekt hält eine ganze Weile an. Fokussiertes Sehen ist nicht möglich, der Blick geht ins Verschwommene, denn das Atropin besetzt die Rezeptoren des Parasympathikus. Eine ähnliche Wirkung haben Kokain und alle anderen aufputschenden Drogen. Bei Atropintropfen bleibt diese Wirkung aber auf das Auge beschränkt.

Dieser anatomische Vorgang ist ein Gleichnis für den Zustand, in dem Belladonna als seelenhomöopathisches Mittel zur Hilfe kommen kann.

Die Umwelt, welche wir gewohnt sind zu sehen, formt sich in unserem Gehirn in den ersten Lebensjahren. Neugeborene sehen erstmal genauso verschwommen wie ein Mensch mit pupillenerweiternden Tropfen.

Wird das Gehirn später im Leben auf irgendeine Weise durcheinander gebracht, verschwimmt meistens auch die Außenwahrnehmung.

Gehirnorganisation und Gefühlseindrücke werden (mindestens) in der Kindheit miteinander gekoppelt. Die Wahrnehmungen des Auges und die gleichzeitige Wahrnehmung von Gefühlen laufen parallel.

Sehe ich später Situationen oder Bilder, werden gleichzeitig die entsprechenden Gefühle aktiviert. Insofern ist es eher eine „Rücksichtigkeit", die man unkorrekt als „Hellsichtigkeit" bezeichnet. Die aktuell gesehenen Bilder rufen Erinnerungen hervor, ohne dabei konkrete Erinnerungen an Situationen zu produzieren. Und im Fall von Belladonna sind es keine warmen Erinnerungen, sondern bedrohliche oder verzweifelte Gefühle, die man lieber vermeiden möchte. Das Nervensystem ist aber auf das Höchste angespannt, weil der dämpfende Einfluss des Parasympathikus in diesem Fall ausgeschaltet ist.

Nun könnte man fragen, warum sich der Mensch nicht einfach abwendet und die beängstigende Situation nicht mehr anschaut. Das klappt aber nicht, weil es ein Gefühl von Zugehörigkeit gibt. Man lässt seine Freunde in der Not nicht allein! Und Freunde können hier auch Tiere, Pflanzen und alles, was man gern hat, sein. Dieser Herzenstreue ist man im unerlösten Belladonna-Zustand ausgeliefert.

Um auf den Vergleich mit den Augentropfen zurückzukommen:
man kann seinen Blick nicht fokussieren, man nimmt mit weitem Blick völlig verschwommen alles wahr, was mit der Situation zusammenhängt, auch die Empfindungen der anderen Beteiligten. Und das Wahrgenommene verursacht eine Mischung aus Wut, Panik und Ausweglosigkeit.

Solche Erinnerungsfetzen stammen aus Situationen, in denen man nicht völlig bei Bewusstsein war. Ohne sich klar von der Umgebung abgrenzen zu können schwimmt man im Gefühlsozean einer Situation und nimmt „alles" wahr. Man kann nicht trennen zwischen den eigenen Gefühlen und denen der Mitwesen. Damit ist gemeint, dass man sehr wohl auch für die Wahrnehmungen von Tieren und Pflanzen sensibel sein kann.

Aber die Ahnenmedizin spannt den Bogen noch viel weiter. Die Erinnerungsfetzen der Vorfahren werden - mindestens - epigenetisch gespeichert. Vielleicht auch noch in bisher unbekannten Mechanismen, die Forschung entdeckt ja ständig neue Zusammenhänge.
Aus der Aufstellungsarbeit und aus Erinnerungsbruchstücken, die durch Trancereisen aus dem Unterbewusstsein gefischt werden, erfahren wir von Schrecken, die sich bis heute auswirken. Trigger lauern überall.

Die Belladonna-Torwächterin erreicht die Schrecken der „Toll"-heit, des Verrücktwerdens vor lauter Ausweglosigkeit und Anspannung. Sie hilft dabei, den parasympathischen Entspannungszustand wieder zu erreichen. Nur dort kann man „loslassen". Außerdem gilt es zu sortieren in „meine" Erlebnisse und „deren" Erlebnisse. Nur die eigenen kann und muss man verarbeiten. Jene der Umgebung kann man immer nur würdigen und mitfühlend beobachten. Wirklich verarbeiten kann man aber immer nur sein Eigenes.
Wenn man mit Hilfe der Belladonna wieder ausatmen kann, wird sich der Schrecken verflüchtigen. Das gilt für alte Schrecken genauso wie für solche der Gegenwart. Nimmt man die Lektionen dieser Torwächterin wirklich ernst, wird man lernen, sich abzugrenzen gegen die ungewollte Wahrnehmung von Gefühlen der Mitwesen.

In der persönlichen Ebene:
Das Thema deiner Frage enthält auch die Dramatik, die dich umtreibt. Bestimmten Verhältnissen fühlst du dich hoffnungslos ausgeliefert.
Du weißt nicht wohin mit deiner Anspannung, wenn es um dieses Thema geht. Hier begegnet dir eine Torwächterin, die dich solange umtreibt, wie du deinen Blick nicht scharf zu stellen lernst.

Vom Schrecken überwältigt hast du wie ein Foto alles in dich aufgenommen, was um dich herum gefühlt wurde. Du bleibst mit allen Beteiligten in tiefer Verbindung wie in einer gemeinsamen Trance.
Niemand schaut genau hin, alle sind im „Überlebensmodus".

Und anschließend bewegt sich die Welt um dich herum weiter und du beginnst zu funktionieren, während der Schrecken abgespalten bleibt.

Die Wahrnehmung einer diffusen Bedrohung reicht nicht aus, um sie zu verändern oder gar zu beenden.
Mit detektivischer Arbeit solltest du untersuchen, wie und wann sich eine solche Not zeigt. Nimm dabei nur deine Gefühle ernst und nicht die Geschichten, die du vielleicht bereits kennst.
Trenne deine Erlebnisse von denen deiner Umgebung.
Beurteile die Verhältnisse aus deinem persönlichen Blickwinkel.
Nicht im Außen, sondern im inneren deiner persönlichen Wahrnehmung findest du den Schlüssel dieser Torwächterin.
Es geht darum, alles loszulassen, was nicht zu dir gehört. Du kannst nicht die Welt von Anderen durch dein Mitgefühl erlösen. Auch Mitleid ist letztlich nur destruktiv, weil es dir die Handlungsfähigkeit nimmt.
Wenn du die Hilfe der Belladonna annimmst, wird nach und nach wieder Frieden einkehren. Du wirst lernen zu unterscheiden zwischen „ich" und „die". Und indem du das verstehst, lernst du loszulassen, was nicht in deinen Aufgabenbereich gehört.

In der Ahnenebene:
Die Erinnerungsfetzen deiner Ahnen wollen nur gewürdigt werden. Sie sind nicht dazu da, dich zu verletzen. Aber sie versetzen dich bei deinem Thema in großen Stress. Du nimmst diffuse Dinge oder Gefühle wahr, ohne sie einordnen zu können. Das hält dich natürlich vom Erfolg deines Themas ab. Mach dir klar, wie sehr eine unerlöste Not durch die Zeiten weitergereicht wurde. Vielleicht bist gerade du dazu aufgerufen, eine sehr alte Geschichte endlich mit klarem Blick anzuschauen und dadurch den Schrecken zu beenden. Deine Führungs- oder Versorgungskraft wollen aus einem kollektiven Schrecken herausgeholt werden. Dann können sie ihre eigenen Grenzen wieder erkennen. Langsam wird wieder Ruhe einkehren, wenn alles an seinen Platz sortiert ist.

Dafür möchte dir die Tollkirsche ihre Kraft geben.

Auf der Torwächterposition:
Es ist sehr anstrengend für dich mit all diesen bedrohlichen Gefühlen, die dein Thema in dir aufrührt. Du kannst selten klar erkennen, worum es eigentlich geht. Deine Umwelt übrigens auch nicht.
Deshalb gab es bisher keine wirksame Hilfe, sondern eher Ratlosigkeit oder gar Unverständnis.
Als echter Torwächter lässt dich die Belladonna nur in die Erfüllung kommen, wenn du die Wucht des Schreckens anerkennst - was immer es auch war. Außerdem gilt es, die Wahrnehmungen zu sortieren in „eigenes Erleben" und „fremdes Erleben". Kollektiv erlöst zu werden kann nicht funktionieren. Lass die Toten ziehen, sie werden zu ihrer Zeit und ihrem Ort zur Ruhe kommen.

So ganz genau musst du noch nicht einmal wissen, um was es geht. Es reicht aus, die Gefühle endlich ernst zu nehmen und sie nicht länger lächerlich zu machen oder zu ignorieren. Wieviel Beruhigungsmittel aller Arten hast du schon ausprobiert?
Das Gute an diesem Torwächter ist, das er die Kraft hat, dich zur Ruhe zu bringen. Wenn endlich ein parasympathischer Seufzer dich von deiner Blindheit dir selbst gegenüber erlösen wird, dann darfst du dein Thema ohne den Druck alter Zeiten angehen. Die Nöte der Welt dürfen in ihrem eigenen Tempo ausschwingen.

In der Seelenebene:
Deine Nerven laufen auf Hochtouren, wenn du mit diesem Thema beschäftigt bist. Deine Mitmenschen raten dir, dich zu entspannen - „Chill doch mal!" - aber das schaffst du gar nicht. Nicht bei diesem Thema! Verzweifelt versuchst du, der Dramatik zu entkommen, aber sie holt dich immer wieder ein, sie überwältigt dich geradezu.
Die Wucht der Erinnerungsfetzen nimmt dir die Möglichkeit, klar zu erkennen, worum es eigentlich geht. Deine Seele kennt dein heutiges Thema und ist immer noch mit längst vergangenen Ereignissen verbunden. Vor allem auch mit den Empfindungen der damals beteiligten anderen Wesen. Sie will immer noch helfen, ohne die rechten Werkzeuge zu kennen. Dadurch stagniert dieses Thema heute.

Die gute Nachricht ist: Du bist frei.
Du bist viel zu klein, um die Nöte der Welt oder auch deiner alten Seele erlösen zu können. Es geht darum, die Größe eines alten Schreckens anzuerkennen. Nicht darum, ihn aufzulösen! Das tun andere Instanzen.

Die wichtigste Lektion der Belladonna-Torwächterin ist aber, dass du die Nöte deiner Mitwelt endlich loslassen solltest. Du bist nur für dich zuständig!

Lösungsweg:

Loslassen

Habe keine Angst vor den Erinnerungsfetzen deiner Ahnen.
Sie kommen nicht, um dich zu bedrohen.
Sie sind alt und dein starkes Herz vermag es, ihnen die Ehre zu geben,
damit sie in Frieden ziehen können.

Botanik:
Die Schwarze Tollkirsche ist ein Nachtschattengewächs.
Sie enthält verschiedene Tropan-Alkaloide, die mit ihrer halluzinogenen Wirkung zum deutschen Namen „Toll"-Kirsche,
also „Verrückt"-Kirsche geführt haben. Leider schmeckt die schwarze Beere süßlich, und so schafft sie es auf die führende Position von Anfragen in der Giftnotrufzentrale.
Bereits drei bis vier Beeren können für Kinder und etwa zehn Beeren für Erwachsene tödlich sein. In allen Teilen ist diese Pflanze für Menschen giftig.
Trotzdem entfaltet sie auch beachtliche medizinische Wirkungen.
Das Atropin ist jedem Brillenträger vertraut. Bei krampfartigen Beschwerden und Bronchialasthma werden Wirkstoffe aus der Tollkirsche medizinisch eingesetzt.
Biochemisch hemmen die Gifte der Belladonna die Wirkung des Parasympathikus. Es entspannt sich die glatte Muskulatur, die Bronchien erweitern sich, Speichel- und Schweißdrüsen verringern ihre Tätigkeit, die Pupillen erweitern sich. Bei Überdosierung entstehen starke Unruhe, Weinkrämpfe und halluzinatorisches Delirium.
Im Mittelalter bereiteten skrupellose Inquisitoren aus Atropa belladonna eine Salbe, mit der „verdächtige" Personen eingerieben wurden. Im nachfolgenden Delirium beschrieben sie alles, was ein Inquisitorenherz höher schlagen ließ.
Heute wird in jeder Apotheke eine Tollkirschenzubereitung vorrätig gehalten als Antidot gegen E 605, ein Insektizid, das immer wieder auch für Giftmorde missbraucht wird. Beim Militär hält man es vorrätig als Antidot gegen Nervengas.

Die sommergrüne, mehrjährige und krautig wachsende Pflanze kann bis zwei Meter hoch werden. Sie hat eine rübenförmig verdickte Hauptwurzel.
Die fingerhutartigen Blüten sind innen grünlich und außen braun-violett.
Die Beeren werden tiefschwarz. Blüten- und Fruchtzeiten überschneiden sich, es können alle Stadien gleichzeitig an einer Pflanze vorhanden sein.

Der Name Atropa leitet sich von der griechischen Schicksalsgöttin Atropos her. Sie ist eine der drei Moiren Klotho, Lachesis und Atropos. Ihre Aufgabe ist es, den Schicksalsfaden abzuschneiden und „Atropos" heißt übersetzt „unabwendbar".
Der Zusatz „belladonna" entstand wahrscheinlich durch die Verwendung als Schönheitsmittel.
In die Augen geträufelt vergrößern sich die Pupillen außerordentlich, was man in der Renaissancezeit sehr attraktiv fand.
Das Sehen war aber mit Sicherheit stark beeinträchtigt.

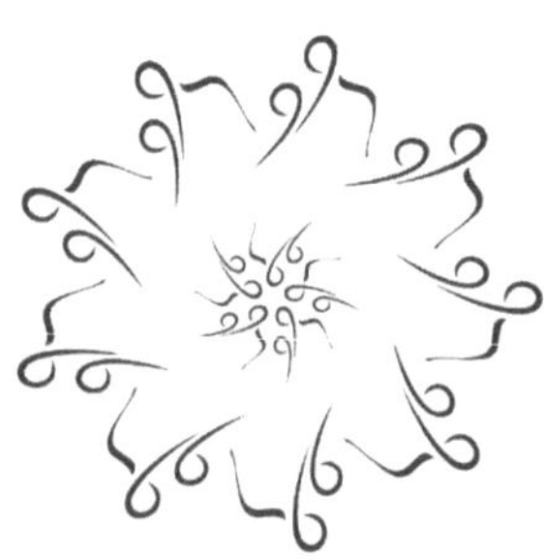

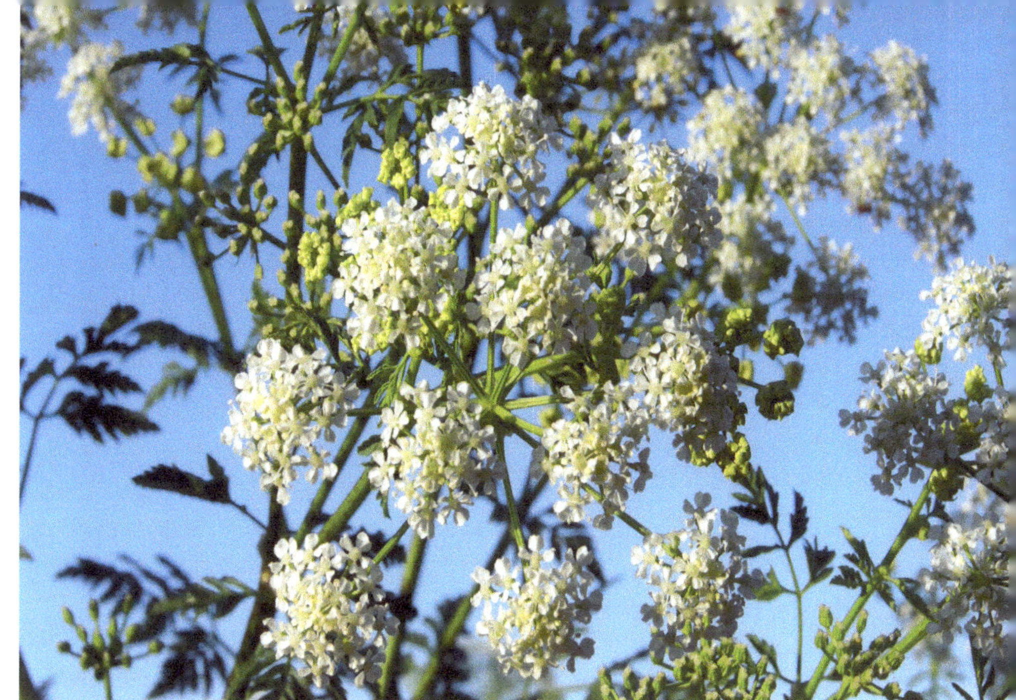

Conium maculatum - Schierling

Ideal - Lebendigkeit

- Abkapselung, Erstarrung, Enthaltsamkeit
- Das Leben ist eine reine Mühsal
- Fühlt sich moralisch höher stehend, Strenge
- Widerwille gegen andere Menschen und ihre Stimmen
- Angst zu erkranken, Angst vor dem Alleinsein
- Fühlt sich blind, schuldig und unfähig, sich zu erinnern
- Empfindliche Kopfschmerzen
- Dogmengläubig
- Alles befindet sich im Prozess der vorzeitigen Alterung

Ideal

Immer, wenn Anspruch und Realität nicht zusammenpassen, spricht man von einem Missverhältnis, einer Diskrepanz.

Das begegnet einem überall, angefangen bei den Wahlversprechen von Politikerinnen bis zu den Heilsversprechen der Religionen.

Im Leben eines Menschen ergeben sich solche Missverhältnisse, sobald man kein Kind mehr ist. Wenn man für seinen Lebensunterhalt sorgen muss, entstehen die Missverhältnisse zum Beispiel aus dem, was man gelernt hat und dem, was in der Wirklichkeit zu tun ist. Wenn man die Liebe sucht, entsteht das Missverhältnis aus den Wunschträumen von unrealistischen Vorbildern und der Wirklichkeit von Individuen mit ihren Lebensgeschichten.

Für gewöhnlich kann man damit umgehen.

Für manche Menschen ist es aber wichtiger, an einem Ideal festzuhalten. Es kommt dann nicht in Frage, sich den Sachzwängen des Lebens zu beugen.
Es spielt keine Rolle, wie diese Ideale entstanden sind.
Manche davon bringt man sicherlich mit in dieses Leben hinein. Andere Ideale werden durch Erziehung oder Kultur verankert. Spannend ist auch immer die Frage, ob man es mit offenen oder verborgenen Gelübden zu tun hat. Jedenfalls ist der Ausgangspunkt eines Conium-Konflikts immer ein Ideal, von dem man auf keinen Fall abrücken möchte.

Da aber jeder Mensch mit dem „normalen" irdischen Leben konfrontiert ist, entstehen Probleme.

Es ist auf jeden Fall anstrengend, sich gegen den simplen Fluss des Alltags zu stellen. Allzu häufig siegt „der innere Schweinehund", sodass man noch besser und strenger am jeweiligen Ideal festhalten muss. Es entstehen Schuldgefühle und ein Widerwille gegen alles, was mit der „Versuchung" zu tun hat.
Als läge die Schuld bei der Versuchung … .

Körperliche Symptome entstehen mit der Zeit. Kopfschmerzen sind Ausdruck des Kampfes, der im Gehirn stattfindet. Man sondert sich ab, um möglichst wenig in „Versuchung" geführt werden zu können. Das Dogma steht über allem, dafür nimmt man sogar einen langsamen Tod in Kauf.
Den Tod der Liebesbeziehung, den Tod der gesellschaftlichen Beziehungen, am Ende auch den Tod des irdischen Körpers. Gleichzeitig leidet man aber unter all den Entbehrungen. Und wieder entstehen daraus Schuldgefühle. Ein wahrer Teufelskreis, der doch angeblich ein Engelskreis sein soll, zu irgendeiner höheren Position führen soll.

Gerne bildet man sich aus schierer Entbehrung ein, schon ein bisschen dort angekommen zu sein, wo man so gerne hin will.
Man ist irgendwie schon „was Besseres". Die niederen Menschen mit ihren banalen Stimmen sind unerträglich und unbedingt zu meiden.
Aus Mangel an Lebendigkeit wirkt man älter als das biologische Alter es anzeigt. Das Hormonsystem gerät aus dem Gleichgewicht durch die Doppelbotschaften aus einerseits einem menschlichen Körper mit seinen Bedürfnissen und andererseits einem strebenden Individuum, das ganz woanders hin will, als es seine Biologie vorsieht.

Der Schierlings-Torwächter kennt die Absolutheit einer einmal getroffenen Entscheidung. Nimmt man ihn als Gift, trennt er langsam aber sicher das Leben aus dem Menschen heraus. Nimmt man ihn aber als seelenhomöopathischen Führer an, trennt er ebenso langsam aber sicher die alten Dogmen von der lebendigen Person. Er führt zurück in die Wahrnehmung des gerade eben jetzt stattfindenden Lebens mit all seinen Sonnen- und Schattenseiten.

In der persönlichen Ebene:
Du bekommst mit dem Conium-Torwächter den Hinweis, dass du mit deinem Thema Gefahr läufst, in einem Ideal verloren zu gehen. Wie verhält sich dein Thema ganz aktuell zu deinem Alltag? Stört etwas den reibungslosen Ablauf der alltäglichen Verrichtungen? Diese müssen ja nun mal sein, in der ein oder anderen Form kommt kein Mensch um solche „Banalitäten" herum.
Auch der Kontakt zu deiner Umwelt, deinen Mitmenschen oder gar dem Intimpartner könnte durch dein Thema anstrengender sein, als es sein müsste. Wovor entziehst du dich? Was hättest du gern aus dem Weg? Und wovor hast du Angst? Steckt die Angst mehr in deinem Thema oder mehr in deiner Umwelt?
Wer hat dir gesagt, dass du dich - für eine erfolgreiche Lösung - auf eine bestimmte Art verhalten solltest? Wo versteckt sich ein Dogma in deinen Gedanken und Handlungen?

Der Schierling will dich an die Hand nehmen und ins bunte Leben zurückführen. Er sagt dir, dass du in manchen Punkten bisher zu dogmatisch an die Sache herangegangen bist. Gepflegt zu scheitern ist manchmal der schnellere Weg zum Ziel. Fehler zu machen ist normal und menschlich, davor brauchst du dich nicht zu fürchten.
Und allein bist du nur, wenn du dich zurückziehst.

Wirf dich ins Abenteuer deiner Triebe. Vertraue deiner Seele, dass sie mit dem Schierling als Führer wieder zurückfindet in die Verbundenheit mit dem „Leben".

In der Ahnenebene:
Mit ähnlichen Themen wie du heute sind manche deiner Ahnen sehr dogmatisch umgegangen und das beeinflusst dich gerade. Dogmen, die man nicht bewusst als solche wahrnimmt, wirken einfach weiter in der nächsten Generation und immer so fort. An welchem Dogma haben deine Ahnen bei deinem Thema festgehalten? Ist das auch deine Meinung?
Durch solche festen Ansichten wird man mit der Zeit steif. Strenge Kleidung zum Beispiel sieht man noch auf alten Fotos. Suche in dir nach den Spuren dieser alten Zeiten und trenne sie von deinen Ansichten und Entscheidungen ab, wenn dir dass richtig erscheint.
Der Conium-Torwächter ist in der Lage, die Verbindung zu deiner Führungs- oder Versorgungskraft wieder herzustellen, ohne auf die überholten Ideale deiner Ahnen angewiesen zu sein.

Auf der Torwächterposition:
Du hast genaue Vorstellungen davon, wie dein Thema idealerweise zu sein hat. Also wie es im Leben Gestalt annehmen soll und wie du darin stehst. Aber je mehr du dich darum bemühst, desto mehr entsteht eine Diskrepanz zwischen Anspruch und Wirklichkeit. Das wiederum bereitet dir Kopfschmerzen oder andere diffuse Körpersymptome.
Findet man bei einer medizinischen Untersuchung keine konkrete Erkrankung, macht dich das noch unruhiger. Denn schließlich fühlst du dich nicht wohl in deiner Haut - wenn es um dein Thema geht.
Das Problem ist deine vorgefasste Meinung.
Sie trennt dich von der Wahrnehmung des realen Lebens und seiner Möglichkeiten und Angebote. Warum hältst du an einem Ideal fest, das dich von der spielerischen Erfüllung deiner Lebensaufgaben trennt?

Indem du durch den Conium-Torwächter verstehst, an welchen Dogmen du gerade festhältst, bekommst du die Möglichkeit, sie zu hinterfragen.
Irgendetwas an ihnen scheint jedenfalls nicht mit deinem Leben vereinbar zu sein. Der Schierling möchte dein Lehrmeister sein für alles, was bei deinem Thema erstarrt ist.
Was glaubst du durch die Erfüllung des Ideals zu erreichen?

Geht es nicht eigentlich nur darum, die Verbundenheit mit der Liebe zu Gott-Vater und Erd-Mutter wiederzufinden? Oder etwas „normaler“ formuliert: Wurdest du schon einmal wirklich bedingungslos geliebt?

Werde weich in deinem Inneren. Lass zu, dass der Schierling alle deine Zellen wieder in Verbindung miteinander bringt. Den Kummer, der sich dann lösen wird, den wirst du schon verkraften.
Denn dass du stark bist, hast du lange genug bewiesen. Die Lebendigkeit des Lebens wird deine alten Wunden heilen. Und dein Thema wird dann eine echte Chance zur Verwirklichung haben.

In der Seelenebene:
Wie lange versuchst du schon, durch strenges Festhalten an der „richtigen“ Lebenshaltung zum Ziel zu gelangen?
Durch wieviel Dogma ist dein Herzenswunsch zugeschüttet? Wer oder was ist der Herrscher dieses Dogmas? Hat da vielleicht etwas oder jemand Macht über dich erlangt? Bist du frei von Gelübden - besonders den ganz alten, die du mit in dieses Leben gebracht hast?

Solche Fragen stellt dir der Schierling. Er zeigt dir die Diskrepanz zwischen deiner Alltagsrealität und deinen Vorstellungen. Das kann empfindlich weh tun. Wer du wirklich bist zeigt sich nämlich am Ende in deiner Alltagsrealität.

Das „banale“ alltägliche Leben ist immer ein Gleichnis für unseren wahren Seelenzustand. Wieviel Ordnung herrscht dort? Und wieviel Liebe?!?

Lass dich vom Schierling aus der Erstarrung lösen. Wieder im Fluss des Lebens angekommen wirst du verstehen, dass es eine Sackgasse ist, an einem Ideal festzuhalten, das dich vom Leben abhält.

Lösungsweg:

Lebendigkeit

Deine innere Verbundenheit ist schon sehr lange tief verletzt.
Zittern löst den Krampf der starken Erstarrung.
Trinke viel und versuche, dich zu bewegen …
Es ist wichtig zu verstehen, dass du jetzt lebst.

Botanik:
Der Gefleckte Schierling gehört zur Familie der Doldenblüter.
Er erscheint als krautige Pflanze mit bis zu zwei Metern Höhe auf Ruderalflächen, Schuttplätzen, Brachen und Straßenrändern. Inzwischen hat er sich auf allen Kontinenten verbreitet. Die runden und hohlen Stängel sind längs gerippt und am unteren Ende rötlich gefleckt. Die weißen Blüten erscheinen in Dolden. Äußerlich lässt sich der Schierling nur schwer von Wiesenkerbel und Hundspetersilie unterscheiden. Der Geruch ist aber auffallend unangenehm nach Mäuseurin. Die Früchte sind wellig gekerbt.
In allen Pflanzenteilen ist der Schierling giftig, am stärksten in den noch unreifen Früchten. Verschiedene Alkaloide, besonders aber das Coniin, verhindern die Signalweiterleitung zwischen den Zellen.
Schon 0,5 Gramm Coniin sind für Erwachsene tödlich.

In der medizinischen Geschichte war dieser Umstand selbstverständlich bekannt. Trotzdem wurde Schierling als äußerliches Heilmittel gebraucht, im 18. Jahrhundert auch als Krampflöser bei Tetanusinfektion oder Keuchhusten. Im alten Griechenland war ein Trank aus Wurzeln und Früchten des Schierlings eine Standardmethode der Hinrichtung. Der Tod tritt bei vollem Bewusstsein ein. Die sehr literarisch gestaltete Beschreibung des Todes von Sokrates unterschlägt die Krämpfe bei der aufsteigenden Lähmung, die schließlich zum Erstickungstod führt. Krampfartig verzerrte Gesichtszüge der Verstorbenen bezeugen die Brutalität dieser Methode. Heute wird Conium eigentlich nur noch in der Homöopathie verwendet, dort sind die Hauptindikationen eine unfreiwillige sexuelle Enthaltsamkeit sowie die Folgen von Partnerverlust.

Die Entstehung des Namens Conium könnte mit dem griechischen Wort kone = Tötung zusammenhängen,
möglicherweise aber auch mit koneion = schwindelerregend.
Maculatum bezieht sich auf die rötlichen Flecken des Stängels, an denen man den Schierling von anderen Doldenblütern unterscheiden kann. Unklar ist auch die Entstehung des deutschen Begriffs Schierling, in allen Dialekten und Siedlungsgebieten trägt er eigene Namen.

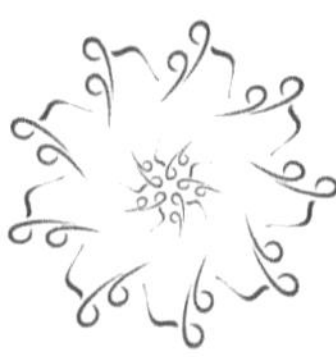

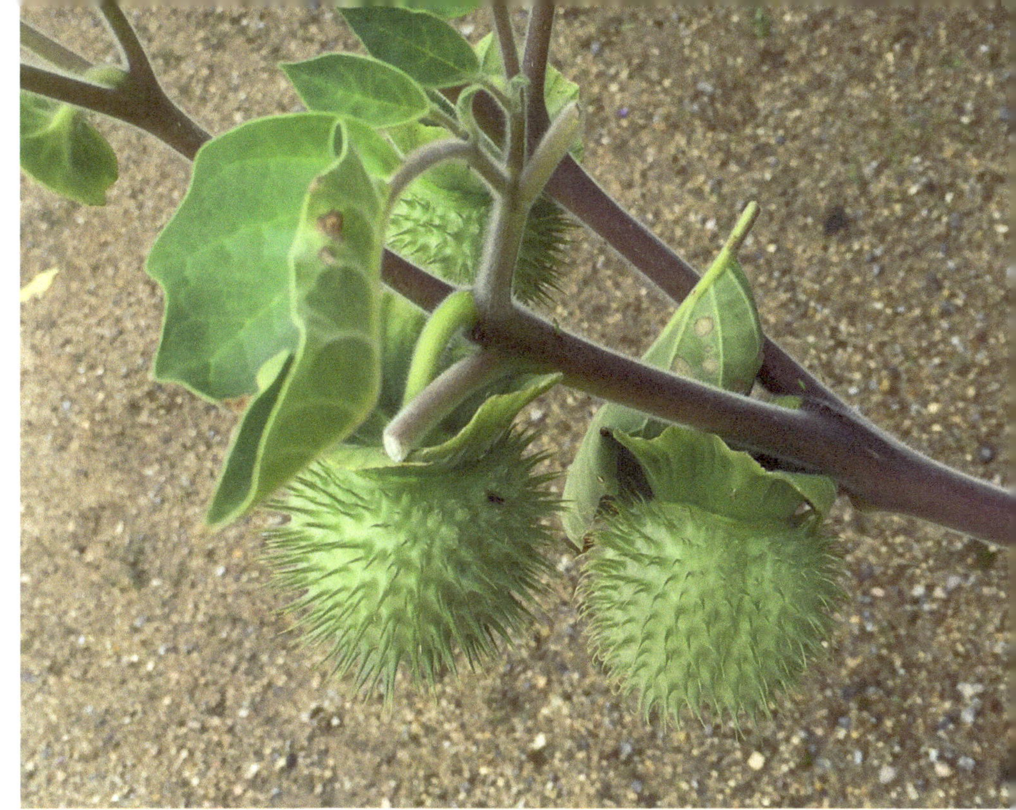

Datura stramonium - Stechapfel
UM ZU - Authentizität

- Fühlt sich doppelt, jeweils entwurzelt
- Sucht verzweifelt nach der Wahrheit der Worte
- Fühlt sich in Beziehungen schnell allein und bedroht
- Angst vor Wasser, Angst vor Gefühlen
- Zwischen Gefühlsausbruch und Überangepasstheit
- Arbeitet gewissenhaft und krampfhaft perfektionistisch
- Hat Angst vor dem inneren empörten Wächter
- Ist entsetzt vom dahinschwindenden einsamen Leben

UM ZU

Die Überschrift dieses Kapitels ist kein asiatisches Fremdwort.
Sie drückt den Handlungsimpuls aus, der dem unerlösten Stramonium-Zustand innewohnt.
Man tut etwas, UM etwas anderes ZU erreichen.
Das geschieht mehr oder weniger unbewusst.

Es gibt ein Ziel, welches als extrem wichtig empfunden wird.
Erreicht man es nicht, würde etwas zugrunde gehen, ein Teil der Seele sterben - vielleicht sogar alles. Das ist jedenfalls die Empfindung dabei. Dieses Ziel ist der Motor des Handelns. Aber es ist auch sehr gefährlich, über dieses Ziel nachzudenken oder nachzufühlen. Man könnte nämlich entdecken, dass es eigentlich unerreichbar ist.
Der Verlust wäre unerträglich, also beschließt man, alles - wirklich alles - zu tun, um es zu halten. Das ist ein bisschen wie im Märchen, wenn man unlösbare Aufgaben lösen soll.

Was könnten das für Ziele sein?

Der Verlust eines sehr geliebten Wesens zum Beispiel. Besonders dann, wenn kein richtiger Abschied möglich war. Man kann sein ganzes Leben danach ausrichten, die Verbindung aufrechtzuerhalten.
Hier darf man an die verzweifelten Verlustgefühle für einen „verlorenen Zwilling" denken. Der fern der Heimat an der Front gefallene Geliebte oder die plötzlichen Toten eines Unglücks hinterlassen auch oft unsägliche Gefühle. Trauer ist erstmal gar nicht möglich.

Gar nicht so selten ist es der gefühlte Verlust der Seelenheimat und die fehlende Anbindung an die himmlische Sphäre. Man nimmt die Regeln einer Erlösungsreligion so ernst, dass man ihnen alles unterordnet. Wenn man also nur alles richtig macht, erreicht man das sehnsüchtig Erwartete irgendwann. Typisch wäre auch die Bestrebung, in diesem Leben alles richtig zu machen, um nicht mehr wieder inkarnieren zu müssen. Dies ist die moderne Variante des Glaubens an das Himmelreich als Belohnung für irdisches Wohlverhalten.
Tief im Herzen liegt also solche Sehnsucht.
Alle Handlungen und Entscheidungen werden darauf abgestimmt.
Man wird perfekt in der Erfüllung der dafür „notwendigen" Lebenshaltung, auch wenn es unbequem ist.
Was fordern solche Ziele zum Beispiel?

Alle Tugenden des Lebens können hier gefordert sein: Strebsamkeit, Keuschheit, Sparsamkeit (und natürlich Spendenfreudigkeit). Aber auch rituelle Handlungen an Jahrestagen, der Besuch bestimmter Orte oder das Erlangen von Meisterschaft in einer Disziplin wie vielleicht Yoga. Manch ein Mensch sucht nach Weisheit und Wissen, andere nach Perfektion in einer Tätigkeit. Zugrunde liegt immer dieser Drang.

Aber da gibt es auch noch den Rest des Lebens.
Es gibt menschliche Bedürfnisse nach Nähe und Zärtlichkeit, Geborgenheit.
Es gibt den Zwang, für den Lebensunterhalt zu sorgen.
Es gibt so vieles, was verlockend nach Entdeckung ruft.
Ein Mensch besteht nicht nur aus seinen Herzenswünschen, er hat auch einen Körper und meistens auch eine Familie.

Und dann wird es kompliziert.

Alle gewissenhafte Strebsamkeit, alle Perfektion kann von „Bedürfnissen" zerstört werden, seien es nun eigene körperliche Bedürfnisse oder solche der Mitmenschen.
Wie soll man damit umgehen? Rigorose Abkehr und nötigenfalls der völlige Rückzug scheinen die Lösung zu bieten.
Cholerische Wutausbrüche wird man hier niemals finden.
Selbstkontrolle ist die Methode der Wahl, ob die Ablenkungen nun von außen oder innen kommen.
Aber in den Ablenkungen steckt auch ein Teil der eigenen Lebenskraft.
Auch sie wollen sich ausdrücken und verwirklichen. Gleichzeitig ist die Hoffnungslosigkeit von Anfang an zu spüren.

Und so entsteht das Gefühl, ein Doppelleben zu führen. Was für den einen Teil wahr ist, empfindet der andere Teil als Bedrohung und Lüge. Dieser Kampf tobt unsichtbar im Inneren!
Die einzige Lösung ist ein Leben mit stark verminderter Lebenskraft, sozusagen mit angezogener Handbremse im zweiten Gang.
Dadurch können starke Gefühle vermieden werden.

Der Stramonium-Torwächter berührt diesen „Wahnsinn".
Denn es ist ein Wahn, durch Wohlverhalten und Perfektion etwas Wesentliches erreichen zu können. Man kann nicht etwas tun, um etwas anderes zu erreichen.

Da ist die Lüge schon in der Absicht enthalten. Selbstausdruck entsteht nur, wenn man sein ganzes Selbst zum Ausdruck bringt, nicht nur die geschönte und angepasste Version eines wunden Herzens.
Stramonium heilt den wahnsinnigen Schmerz eines Verlustes.
Nimmt man seine Lektion an, kann man wieder ankommen in der Realität.
Vielleicht darf die Trauerarbeit endlich beginnen.
Auf jeden Fall kann man wieder sich selbst vertrauen und die eigenen Bedürfnisse befriedigen.

In der persönlichen Ebene:
Dein Thema scheint sich mit Teilen deiner Bedürfnisse zu beißen.
Warum fragst du die Ahnenmedizin um Rat? Möchtest du alles ganz richtig machen? Oder steckst du bereits in der Klemme der doppelten Gefühle?
Einerseits willst du dies erreichen, aber andererseits … .
Der Stechapfel wird dir keinen Hinweis auf die richtige Entscheidung geben.
Er verlangt vielmehr von dir zu erkennen, dass du ein Dogma ernährst.
Welcher Aspekt deiner Frage hat etwas Absolutes?
Was würde ein empörter Wächter sagen?
Was könnte verloren gehen?
Tief drinnen hast du Angst vor einem Teil deiner Gefühle. Es scheint, dass die Zusammenführung aller deiner Anteile deine Bestrebungen zunichte machen würde. Genau das ist der Kern der Täuschung, auf die dich dieser Torwächter hinweisen möchte. Du willst nur deshalb alles richtig machen, UM etwas ganz anderes ZU erreichen. Was wäre das? Danach musst du forschen.
Der Stechapfel hilft dir dabei, diesen Widerspruch zu erkennen und aufzulösen. Dann kann die innere Not aufhören.

In der Ahnenebene:
Bei diesem Thema waren manche deiner Ahnen äußerst strebsam.
Das beeinflusst dich heute noch. Der Stramonium-Torwächter verlangt von dir, diese alten Vorstellungen zu erkennen, zu verstehen und neu zu bewerten.
Dadurch gewinnst du Handlungsfreiheit und Gefühlsklarheit.

Welcher Aspekt deines Themas war früher sehr wichtig?
Sind es Glaubensfragen, die hier eine Rolle spielen? Glauben muss ja nicht religiös sein, manche Menschen glauben an die Börse, andere an die ewige Liebe.
Immer aber gibt es hier einen Aspekt von Unbedingtheit.
Entlarve das Doppelleben, welches geführt wurde, um einem Ideal

näherzukommen. Gab es vielleicht eine heimliche Liebschaft, eine zweite Familie?
Gab es Betrug, der vertuscht wurde? Hat sich jemand kasteit, um besonders „heilig" zu sein?
„Musste" man heiraten?

Die Gründe für ein Doppelleben waren früher viel gewichtiger.
Wir dürfen eigentlich in sehr freien Verhältnissen leben und sind es gewohnt, Selbstverwirklichung anzustreben.
Untersuche die Lösungen der Ahnen im Rahmen ihrer damaligen Moralvorstellungen. Bewerte dann mit den aktuellen Werten und Freiheiten, wo du mit deinem Thema stehst.
Stramonium löst die Angst vor Schuld und Verfolgung, die sich in deiner Führungs- oder Versorgungskraft verbirgt. Werde authentisch!

Auf der Torwächterposition:
Du wirst von Stramonium auf die Gründe deiner Entscheidungen geprüft. Warum strebst du an, wonach du fragst?
Was willst du erreichen?
Hast du etwas versprochen, dein Ehrenwort gegeben?

Dieser Torwächter taucht auf, weil wahrscheinlich in dir eine Doppelbotschaft vorhanden ist. Du bist nicht völlig ehrlich mit dir selbst. Möglicherweise ist dir das sogar bewusst und du leidest unter diesem Doppelleben.
Das Resultat solchen Verhaltens ist auf jeden Fall unbefriedigend.
Was ist das eigentliche Ziel deiner Bemühungen? Was tust du, UM das ZU erreichen? Du hast Angst vor dem, was durch völlige Offenheit geschehen würde. Möglicherweise bricht dann etwas zusammen. Wenn du aber diese innere Einsamkeit, die durch das Doppelleben entsteht, loswerden möchtest, dann ist das der Weg. Du entscheidest in deinem eigenen Tempo.

Der Stramonium-Torwächter hat die Kraft, die verborgenen Anteile zu erreichen und die Teile deiner Persönlichkeit wieder zusammenzubringen.
Nur so erreichst du auf Dauer Zufriedenheit oder Selbstverwirklichung.
Traue dich, authentisch zu sein.

In der Seelenebene:
Unbedingt! Ich werde alles geben. Diesmal muss es klappen!
Ich werde alles richtig machen, damit es endlich gut werden kann.
Sind dir solche Gedanken vertraut?
Was hast du schon alles getan und wirst du noch tun, UM „es“ ZU erreichen?
Dabei ahnt ein anderer Teil in dir bereits, dass es wohl unerreichbar ist.
Trotzdem willst du es - noch einmal? - versuchen.
Dieser Torwächter will dich aufwecken aus diesem „Wahn“sinn.
Solche Zwangskräfte existieren in der wirklichen Welt nicht.
Man muss die realen Verhältnisse so nehmen, wie sie sich präsentieren.
Auch wenn das bedeutet, dass Sehnsüchte zerstört werden.
Und natürlich schmerzt das.

Wenn du den Stramonium-Torwächter verstehen lernst, dann heilt er dein erschüttertes Herz. Vertraue dich ihm an.
Verlasse den Elfenbeinturm einer vermeintlich hochentwickelten Fähigkeit, die leider den Rest deiner Persönlichkeit ignorieren möchte.
Integriere jeden Anteil von dir zu einem authentischen Ausdruck deiner Selbst.
Ohne Scham, ohne Verurteilung, aber auch ohne Verlustangst und Kummer.

Lösungsweg:

Authentizität

Wenn ehrlichen Worten
die alte Erfahrung eines Verhängnisses innewohnt …
bilden Selbstausdruck und Vertrauen die Torwächter im eigenen System. Sie sind das Potential deiner Seele - lass sie wieder zu dir.

Botanik:
Der Stechapfel ist ein Nachtschattengewächs.
Er ist in der ganzen Welt verbreitet.
Auf Schuttplätzen, Ruderalflächen und Wegrändern liebt er es sonnig und offen. Die einjährige Pflanze wird etwa einen Meter hoch, sie ist grün mit violettem Hauch. Blüten erscheinen von Sommer bis Herbst. Die Blütenblätter sind gedreht, weiß oder violett, sie öffnen sich nur in der Nacht und duften dann stark süßlich.

Nachtfalter lieben den Stechapfel!
Stängel und Blätter riechen ganz anders und werden von manchen Menschen als unangenehm empfunden.
Die stacheligen braunen Kapseln verstreuen ihre Samen ganz allmählich von Winter bis zum Frühjahr. Etwa 500 nierenförmige schwarze Samen pro Kapsel werden von Mensch und Tier ungewollt verteilt.

Alle Pflanzenteile sind giftig, besonders aber die Wurzeln und Samen. Bereits 0,3 Gramm haben eine stark giftige Wirkung!
Übelkeit, Sehstörungen mit Pupillenerweiterung, Atemlähmung und gesteigerte Erregung treten auf. Sie wird auch als Rauschdroge verwendet, es entstehen echte Halluzinationen und tagelang anhaltende Horrortrips. Die Wirkung wird als äußerst unangenehm beschrieben.

Der Name Datura leitet sich vom Sanskritwort dhattura her und bedeutet göttlicher Rausch. Stramonium ist aus dem griechischen strychnon manikon entstanden und heißt „rasend machendes Gift".

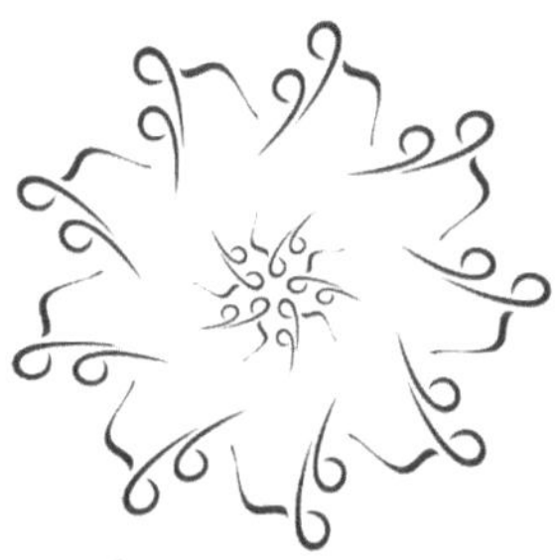

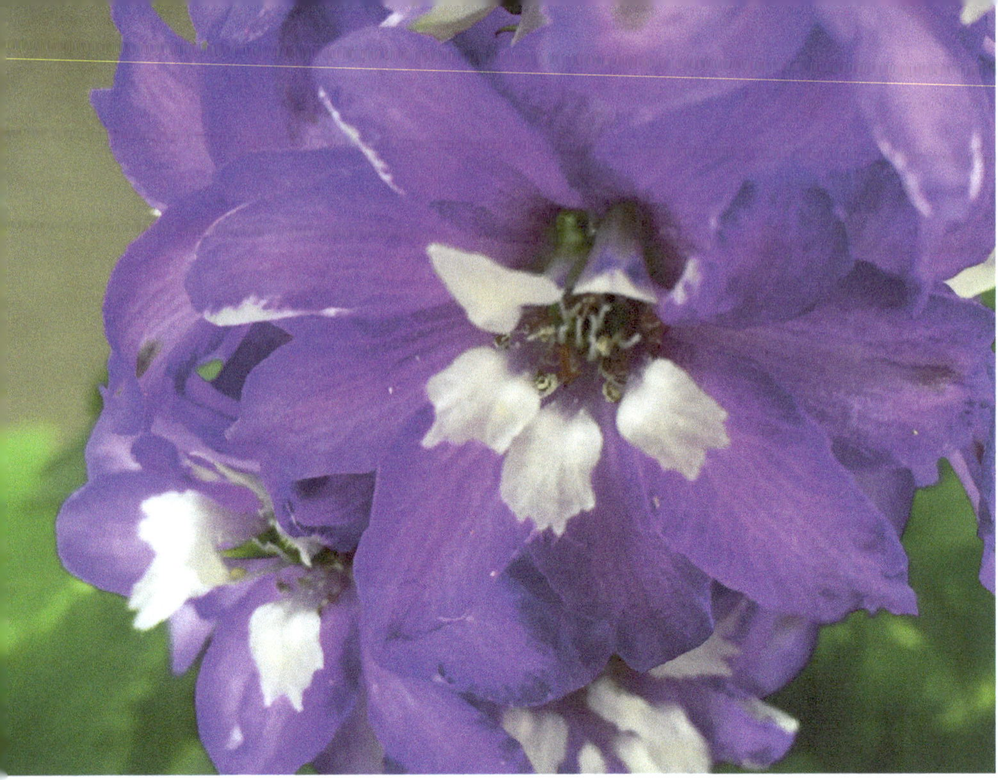

Delphinium staphisagria - Stephanskraut

Ehrverletzung - Menschenwürde

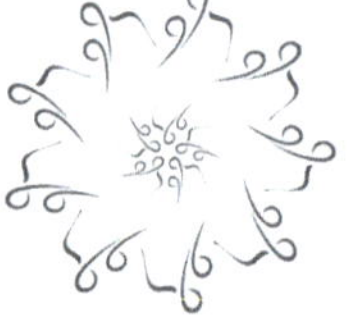

- Fühlt sich empört und ohne Ehre
- Wie eine enttäuschte Liebe
- Grenzen werden erst durch Verletzung wahrnehmbar
- Das ganze Leben ist eine einzige Kränkung/Demütigung
- Was tut man alles ... um des lieben Friedens willen?
- Im stillen Kummer brodelt der Zorn der Rache
- Schwelgt in einer hohen Idealvorstellung vom eigenen ICH
- Hat große Angst vor den realen Gefühlen und Grenzen

Ehrverletzung

Was ist Ehre?

Sie kann einer Person zuerkannt werden durch besondere Verdienste:
- Orden, Ritterschlag

Sie kann durch den Beitritt zu einer bestimmten Gruppe entstehen:
- erworbene Standeszugehörigkeit, z. B. Meisterbrief oder Habilitation
- Beitritt in geschlossene Gesellschaften wie Freimaurer, Rockergangs, SS

Sie kann durch die Gesellschaftsstruktur, in der man lebt, vorgegeben sein:
- Familienehre
- Soldatenehre, Ritterehre
- Sippenehre (die alten isländischen Sagas handeln im Wesentlichen von Kämpfen durch verletzte Ehre)
- Frauenehre (die meistens als Tugendhaftigkeit definiert wird)

Im Wesentlichen ist Ehre aber ein Zustand, der aus einer Meinung entsteht. Diese ist gesellschaftlich festgelegt und lässt eine Rangfolge entstehen. Durch den individuellen Platz in dieser Rangfolge entstehen Vorteile oder Nachteile für das Individuum. Insofern ist jeder bestrebt, in seiner Situation einen möglichst hohen Platz von Ehre zu erlangen.

Ehre hat nichts mit Respekt zu tun! Respekt ist sozusagen die zivilisiertere Form von Ehre und etwas, was man ohne Ansehen der Person jedem Individuum zollen kann. Eng damit verknüpft ist die Würde, die zumindest im deutschen Grundgesetz als elementar verankert wurde.

Ehre ist also Definitionssache.

In gewissem Rahmen ist es dem Individuum möglich, aus den durch Geburt vorgegebenen Ehrvorstellungen herauszutreten.
Aber niemand lebt gänzlich ohne eine eigene Definition von Ehre.
Im Grunde genommen schimmert hier eine Urerinnerung durch, die uns Menschen an die Zeiten im Paradies erinnert.
Die Seele sucht nach dem Ehrenwort, dass ihr einst gegeben wurde.

Daran wächst sie und findet am Ende den Weg zurück nach Hause.

Nur durch diese Verknüpfung mit tiefsten Herzenswünschen ist die Wucht von Ehrverletzungen zu verstehen.

Jeder Mensch hat eine Vorstellung von seiner Ehre.
Diese Vorstellung ist eine Art Momentaufnahme der Seelenentwicklung und befindet sich in ständiger Veränderung. Die Ehrempfindung wird „geschliffen" durch die Erfahrungen des Lebens. Ehrverletzungen sind also Schleifsteine der Erfahrung, und immer ist es schmerzhaft, wenn man geschliffen wird.
Aber nur durch den Feinschliff des Lebens erreicht man neue Stufen der Entwicklung.

Auf diesem Weg begleitet der Rittersporn den Menschen.
Er kann - seelenhomöopathisch gegeben - die „Schleifspuren" der Erfahrungen durch Ehrverletzung heilen. Dadurch wird es möglich, sie loszulassen.
Staphisagria definiert die Grenzen neu.
Rein körperlich gesehen ist es dadurch das zuverlässige Standardmittel der Homöopathie bei Verletzungen der Haut durch Schnittwunden geworden.
Die Empfindung von Ehre ist sozusagen die seelische Haut eines Menschen.

In einem aktivierten Staphisagria-Konflikt erlebt der Mensch immer wieder Demütigungen und Kränkungen. Aber man findet keine angemessene Antwort darauf. Stattdessen versucht man mit Höflichkeit die Angriffe zu vermeiden, zu entkräften. Natürlich geht diese Strategie nicht auf.

Bei manchen Menschen ist die „Verhöflichung" zum Wesenszug geworden. Die Kränkungen liegen so weit zurück, dass sich daraus eine Persönlichkeit gebildet hat. Erklärt man solchem Menschen, dass tief innen ein Rachebedürfnis lauert, wird dies weit zurückgewiesen.
Aber der schwelende Zorn verursacht Schmerzen im Körper, gerne in den Gelenken. Denn schließlich ist es die Bewegung, die hier fehlt.
Die Gemütsbewegung wird eingefroren, denn Zorn, Rache und Wut haben keine Ausdrucksmöglichkeiten. Sie sind wie eine Fremdsprache.
Mit den Jahren geht dann auch die Beweglichkeit des Körpers verloren - durch zuwenig Bewegung.

Findet man sich mit diesem Zustand ab, kann man sein Leben in solch reduzierter und auch schmerzhafter Weise leben.
Will die Seele sich aber herausentwickeln, müssen es leider die Demütigungen

und Kränkungen sein, die zur Reaktion zwingen. Sich endlich nicht mehr gefallen zu lassen, was kränkt, sondern eine angemessene Reaktion darauf zu haben - das wäre eine gesunde Lösung.
Dafür braucht es ein Bewusstsein für die eigene Würde.

Versteht man die Botschaften des Torwächters Staphisagria, wird man in sich selbst nach der bitteren und wütenden Wahrheit suchen. Ohne jede einzelne kränkende Erfahrung benennen zu müssen kann man das Gesamtbild eines gedemütigten Lebens endlich ernst nehmen. Man darf um sich selbst trauern, aber viel, viel wichtiger ist es, einen gesunden Zorn zu entwickeln.
Dieser muss sich nicht unbedingt gegen konkrete Menschen richten - darf er aber. Natürlich muss dann mit Augenmaß gehandelt werden!
Wenn man sich die ehrlichen eigenen Gefühle zurückholt, wird Bewegung wieder Teil des Selbstausdrucks. Wenn die Enttäuschung über die verletzte Ehre sich verflüchtigt hat, wird ein profundes Gefühl für die eigene Würde - die Menschenwürde - genug Ehre für das eigene Leben haben.

In der persönlichen Ebene:
Du bekommst von Staphisagria den Hinweis, dass du in deiner ganz persönlichen Ebene bei diesem Thema manche Gefühle tief in dir vergräbst. Und es sind eher unhöfliche Gefühle, die sich laut und ungehobelt ausdrücken würden. Das möchtest du eigentlich nicht.
Nun kommt es natürlich sehr auf den Zusammenhang deiner Frage an. In manchen Bereichen wäre es falsch, unhöflich zu sein, beruflich zum Beispiel. Aber du darfst trotzdem nicht über deine wirklichen Gefühle hinwegsehen. Suche gezielt nach einer Möglichkeit, die ehrverletzenden Erlebnisse abzureagieren.
Du entscheidest, wieviele davon du dir zumuten möchtest.

Insgesamt ist es natürlich immer besser, soweit wie möglich die authentischen Gefühle auszudrücken. Und viel gesünder! Überdenke auch deine - vielleicht ganz unbewussten - Vorstellungen von deiner persönlichen Ehre.
Wieviel davon hast du in deiner Erziehung übernommen?
Wieviel davon ist die gerade herrschende öffentliche Meinung?

Lerne, die Ehre von der Würde zu trennen. Finde in dir deinen Ausdruck von Menschenwürde, den du auch jedem anderen Menschen zugestehst.
Löse deine Frage im Licht der Würde, nicht der Ehre.
Dann lässt dich der Staphisagria-Torwächter in die gute Lösung kommen.

In der Ahnenebene:
Mit deinem Thema werden schwierige Erfahrungen deiner Vorfahren berührt, die sie als ehrverletzend empfunden haben. Sie mussten sich damit abfinden und den Zorn und die Rachegefühle unterdrücken. Möglicherweise gab es gar keine andere gefahrlose Möglichkeit?

Du sollst heute verstehen, dass damals - aus welchen Gründen auch immer - „um des lieben Friedens willen" ein freundlich-höflicher Umgangston angenommen wurde. Die echten Gefühle wurden unterdrückt und gerade deshalb ungefiltert an dich weitergereicht.
Wenn du nicht wach für solche Zusammenhänge bist, wirst du den brodelnden Gefühlen immer wieder plötzlich ausgeliefert sein.
Und selten werden sie der aktuellen Situation angemessen sein! Denn die Wucht gehört zu ganz anderen, längst vergangenen Anlässen.
Es reicht oft aus, das Ausmaß der verlorenen Ehre wirklich zu verstehen, um den Druck aus dem Thema herauszunehmen.
Du würdest heute ganz anders mit den damaligen Situationen umgehen.
Ein weiteres Stück Erlösungsarbeit besteht darin, die früheren Erlebnisse, sofern du von ihnen weißt, mit deinem heutigen Bewusstsein anzuschauen.
Waren die Ansichten deiner Ahnen über ihre Ehre eigentlich angemessen?
Ohne respektlos zu sein solltest du nüchtern über diese Dinge nachdenken.
Dann hat der Staphisagria-Torwächter seine Arbeit getan und die angemessene Würde wieder hergestellt.

Auf der Torwächterposition:
Es werden wohl ein paar schmerzliche Erkenntnisse auf dich warten.
Der Staphisagria-Torwächter meint das sehr ernst mit der Selbsterkenntnis!
Nur weil du von dir meinst, über billige Rache und lauten Zorn erhaben zu sein, trifft das seiner Ansicht nach noch lange nicht zu.
Etwas hat dich tatsächlich in deiner Ehre verletzt, was dein Thema betrifft.
Hast du das auch bemerkt?

Vielleicht erscheint dir bodenlos, was dort im Verborgenen wartet.
Deshalb ist es dir - bisher - leichter gewesen, diese Gefühle zu ignorieren und Höflichkeit zum persönlichen Anliegen zu machen.
Aber es ist, zumindest bei diesem Thema, eine Lüge.
Wenn du dein Anliegen zu einem echten Erfolg bringen möchtest, erwartet dieser Torwächter von dir Selbsterforschung und den Mut, deine wahren Gefühle zum Ausdruck zu bringen.

Was hat deine Ehre verletzt? Wer hat dich gedemütigt?

Kampfkunst kann auf viele verschiedene Arten ausgeübt werden. Zorn und Wut auszudrücken ist immer eine Form von Kampfkunst, denn natürlich möchte man als reifer Mensch nicht einfach nur „draufhauen".
Suche dir deinen persönlichen Kanal für den Ausdruck deiner brodelnden Gefühle. Nimm das ernst!
Das Stephanskraut wird dich zuverlässig dabei begleiten und eine echte Hilfe sein.
Es wird die alten Wunden heilen und dich - so geheilt - mit Würde in den Kampf um deine Ehre schicken.

In der Seelenebene:
Bist du enttäuscht über die Umstände, in denen dein heutiges Thema verarbeitet werden soll?
Hast du dir eigentlich mehr Ehre für den schon bewältigten Erfahrungsweg erwartet?
Es ist so schwierig, mit dem Schicksal zu hadern. Da kann man noch so wütend sein, es ist ihm einfach egal. Man hat keinen Adressaten für den Zorn über sein Schicksal.

Aber das stimmt nicht so ganz. Es ist möglich und nötig, in einen Dialog zu treten mit - ja mit wem eigentlich?
Unsere Vorfahren nannten diesen Gesprächspartner „Schöpfer" oder „Gott" oder ähnlich. Man nannte solche Gespräche auch Gebete.
Aber diese freie Ansprache wurde mit Geboten und Vorschriften belegt und echter Gefühlsausdruck unter hilflosem Gebrabbel vergraben.
Als würde das Aufsagen von Worten für ein Gespräch ausreichen.

Der Staphisagria-Torwächter erwartet von dir, mit deinem Seelenweg ins Reine zu kommen. Dafür ist der innere Dialog mit einer „höheren" Instanz deiner Wahl nötig. Wie du sie wählst und welchen Namen sie bekommt ist egal, denn eigentlich sind sie alle EINS. Nur lasse dich darauf ein und trage den Zorn über deine Ehrverletzungen in dieses Gespräch.
Fürchte dich nicht, denn alle helfenden Kräfte warten auf die Bereitschaft deiner Seele zum wirklichen Dialog.
Rächende Götter gehören in die Mottenkiste der Vergangenheit.
Durch Staphisagria wird hier deine Menschenwürde geehrt und geheilt.
Im Kern ist sie unantastbar, du hattest es nur gerade vergessen.

Lösungsweg:

Menschenwürde

Die Enttäuschung ist der vertraute Zustand deiner Ahnen.
Die Ehre hat in alten Zeiten einen Einschnitt erfahren.
Wenn du es wagst, in deinem Körper Platz zu nehmen,
kann sich der Schmerz in den Gelenken lösen.

Botanik:
Das Stephanskraut gehört zur Familie der Hahnenfußgewächse und in die Gattung der Rittersporne.
Die bis zu einen Meter hoch wachsende Pflanze wächst wild im Mittelmeerraum, ist aber in allen hiesigen Gärten sehr beliebt.
Am Wildstandort gefallen ihr trockene, schattige und steinige Plätze.
Der Stängel, die Blätter und auch die Blüten sind behaart.
Die graublauen bis violetten Blüten erscheinen im Sommer.
Die Samenkörner riechen unangenehm und schmecken scharf-bitter.
Sie sind die giftigsten Teile der Pflanze.
Durch ihren Verzehr entstehen schlaffe Lähmungen, Blutdruckabfall und schließlich Atemlähmung und Herzstillstand. Auf der Haut entstehen starke Entzündungen. Tiervergiftungen kommen vor.
Der Wirkstoff Delphinin ähnelt dem Aconitin, auch andere Alkaloide sind in ihr enthalten.

Traditionell wurden die Samenkörner äußerlich in Öl gegen Läuse und Krätzmilben bis ins 19. Jahrhundert angewendet.
In der medizinischen Homöopathie ist Staphisagria ein Standardmittel bei Schnittwunden und Operationsnarben.

Der Gattungsname entsteht aus dem griechischen
delphínion = Delphinpflanze.
Man empfand die Knospen als dem Delphin ähnlich.
Aus den Worten staphis = getrocknete Weinbeere
und agrios = wild entstand der Artname und verweist auf das Aussehen der Samen, die kleinen Rosinen ähneln.
Der griechische Begriff stephanos heißt Krone und verweist auf das königliche Aussehen der erblühten Pflanze.

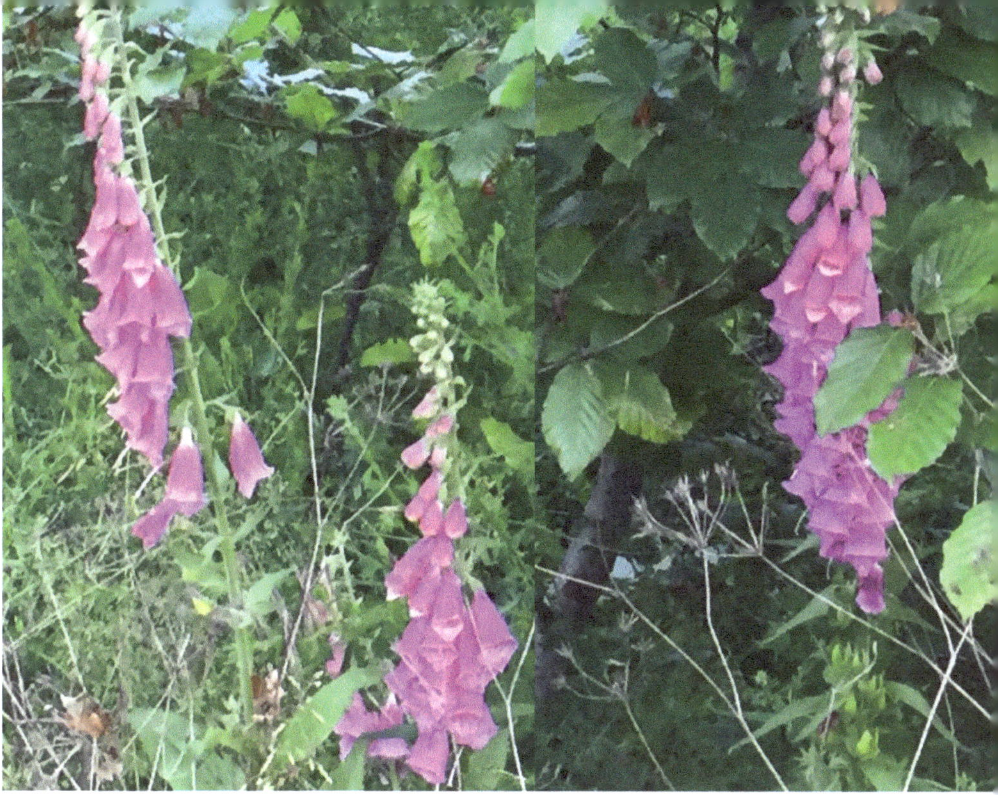

Digitalis purpurea - Fingerhut

Unverzeihlichkeit - Einverständnis

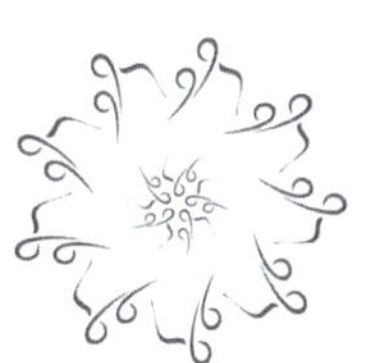

- Überfordert von der eigenen Lebensaufgabe
- Verlust der Herzkraft, Erschöpfung, Niederlage
- Sieht in allem ein Verhängnis, Verlust
- Unverzeihlichkeit regiert das Herz
- Rasende Wut tobt im Untergrund, brodelnde Passivität
- Schlechte Nachrichten können nicht verdaut werden
- In der Schlaflosigkeit zeigt sich die verzweifelte Aktivität
- Kann sich Fehler nicht eingestehen, wie ein Dogma

Unverzeihlichkeit

Was bedeutet eigentlich Unverzeihlichkeit? Sie scheint eine Dimension von Endgültigkeit und gleichzeitig Unendlichkeit zu haben. Etwas war so schlimm, dass es niemals wieder gut werden kann.
Kann das stimmen? Kann etwas so schlimm sein, dass es niemals vergeben werden kann? Glaubt man den verschiedenen heiligen Schriften, ist das tatsächlich möglich. Aber dabei dreht es sich stets um das Verleugnen des „Heiligen Geistes", also der Urschöpfungskraft. Wer kann schon endgültig wissen, was eine Seele so sehr verletzt, dass sie niemals mehr Verbindung zu dieser Urschöpfungskraft aufnehmen kann. Das sind Dimensionen, die den „normalen" Erfahrungsgang einer Seele überschreiten und uns an dieser Stelle nicht weiter zu interessieren brauchen.

Wenn wir uns jetzt in den Dimensionen des „gewöhnlichen" Erfahrungswegs eines Menschen bewegen, dann bekommt Unverzeihlichkeit ein ganz anderes Gesicht. Man darf hier wie überall nicht Ewigkeitswerte mit den irdischen Belangen vermischen.

Im menschlichen Rahmen drückt Unverzeihlichkeit das maximale Ausmaß eines Schadens aus. Es überschreitet das mögliche Einverständnis mit einem Geschehen, es scheint unmöglich vergeben werden zu können.
Und sofort ist man bei dem Organ angelangt, welches am stärksten betroffen ist von Unverzeihlichkeit. Das ist natürlich das Herz.

Es gibt eine Menge Geschehnisse, die so schrecklich sind, dass sie unverzeihlich zu sein scheinen. Aber stets ist hier der eigene Maßstab, wie Leben sein sollte, wirksam.
Verändert sich der Blickwinkel und erlaubt Einsicht in größere Zusammenhänge, verändert sich automatisch der Maßstab für Unverzeihlichkeit.
Unser menschlicher Blick ist ja stets mehr oder weniger beschränkt auf die Verhältnisse, die wir gerade erleben.
Die Welt als Ganzes mit all ihren verschiedenen Lebenswellen (Gesteine, Pflanzen, Tiere und der Mensch darin als Übergangsform, Engelwelten und all die unbekannten, ungenannten Lebensformen, von denen wir keine Ahnung haben), diese ganze Welt folgt Entwicklungen, die ein Menschenhirn nicht begreifen kann und auch nicht muss.
Aber Herz und Verstand können die Geschehnisse des Lebens oft nicht begreifen und verstricken sich in ausweglosen Gefühlen.

Die Frage „Warum?“ klopft an die fest verschlossene Tür des Schicksals. Solange wir in unserem irdischen Körper leben, haben wir keine Möglichkeit, hinter diese Tür zu schauen. Die Religionen bieten Erklärungen, aber es bleibt für jeden Menschen eine Aufgabe, solche Erklärungen in sein Herz zu nehmen. Glaube allein heilt noch nicht das Gefühl der Unverzeihlichkeit, Hader mit dem Schicksal ist die oft ganz unbewusste Wurzel von Stagnation im Leben.

Wenn ein Herz in solchem Konflikt steckt, verliert es mit der Zeit seine Kraft. Es erschöpft sich in einer gefühlten Ausweglosigkeit.
Gleichzeitig wachsen Hader oder wütende Gefühle über die erlebten Schrecknisse und Verletzungen. Warum? Warum passiert (mir) das?

Nur selten hat man Zeit und Muße, sich mit dem Erlebten in Ruhe auseinanderzusetzen. Wenn man persönlich etwas Schwieriges erlebt hat, muss man anschließend meistens irgendetwas „organisieren“ oder regeln, um sein Leben wieder in ruhigere Bahnen zu bringen. Eventuell fehlt sogar dazu die Kraft. Auf jeden Fall müssen viele Gefühle beiseite geschoben werden. Es wird erwartet, dass man „funktioniert“, spätestens nach einer Weile.
Was passiert mit heftigen Gefühlen, die man ins Unterbewusstsein verlagert? Sie beeinflussen den Körper und verhindern eine gesunde Regeneration. Überanstrengung, Schlaflosigkeit und Mutlosigkeit lassen Depressionen entstehen. Angst und Schwäche führen zu Bewegungsmangel und geistiger Überanstrengung. Die Leber als zentrales Versorgungsorgan kommt aus dem Tritt, das Herz muss gegen den inneren Widerstand arbeiten. Beide Organe werden von unterdrückter Wut, von Ausweglosigkeit oder dem Gefühl der Unverzeihlichkeit zermürbt, ganz stofflich zerschlissen.

Damit ist nun dieser Torwächter ausreichend beschrieben.
Der Fingerhut berührt sowohl stofflich wie feinstofflich alle diese Gefühle. Die volkstümliche Beschreibung der Zeichnung in den Fingerhutblüten als Fingerabdrücke des Teufels scheint gar nicht so verkehrt zu sein, wenn man „den Teufel“ als ausführendes Organ des Schicksals ansehen mag.

Im stofflichen Bereich sind Digitalispräparate heute bei Herzproblemen eine Selbstverständlichkeit. Im seelisch-geistigen Bereich braucht das Herz ebenfalls diese Stütze. Dann kann das, was unverzeihlich erscheint, in einem anderen Licht gefühlt und verstanden werden. Das Urteil über die erlebte Situation, die Lebensverhältnisse, verändert sich und andere Aspekte können zumindest wahrgenommen werden. Das so ein veränderter Blickwinkel sich auch mit Schicksalsfragen beschäftigt, liegt an der Doppelnatur des Herzens. Es schaut immer in beide Richtungen, in das erlebte Leben und den Seelenweg. Wenn der Verstand sich diesem Blick anschließen kann, werden Entspannung, Einverständnis und Lebensmut zurückkehren können.

In der persönlichen Ebene:

Etwas Heftiges lässt dich in deiner Frage nicht weiterkommen. Ist dir das bereits bewusst? Möglicherweise spielt sich diese Heftigkeit in unterbewussten Gefühlen ab und bricht immer aus, wenn ein „äußeres" Ereignis diese Gefühle berührt.
Der Schlüssel zur Entdeckung des Kernproblems heißt Unverzeihlichkeit. Was ist dir passiert oder was hast du beobachtet, was dich so sehr aus der Bahn geworfen hat?
Der Fingerhut ist ein Torwächter, der sich hier in deine persönliche Ebene drängt. Es ist also eine Aufgabe damit verbunden, die nur du selbst lösen kannst. Am Ende bekommst du Wachstum geschenkt, aber bis dahin liegt ordentlich viel Arbeit auf deinem Weg.
Suche also nach der Verbindung deines heutigen Themas mit solchen unverzeihlichen Zuständen. Wahrscheinlich hast du sie selbst erlebt, in der ein oder anderen Abwandlung. Vergiss dabei niemals, dass die Gefühle von Neugeborenen oder denen, die gerade dabei sind, auf diese Welt zu kommen, äußerst viel heftiger sein können als die eines erwachsenen Menschen. Sie sind ungefiltert vom Verstand und hilflos den äußeren Umständen ausgeliefert. Das soll aber nur ein Vorschlag sein. Jedes andere Erlebnis auf deinem Lebensweg kann ebenso die Ursache sein. Nur du bist in der Lage, diese Nachforschungen in dir anzustellen.

Wenn du zu keinem konkreten Ergebnis kommst - was durchaus möglich ist - nimm einfach die heutigen Gefühle ernst, die der Fingerhut-Torwächter in dir auslöst. Kennst du die Erschöpfung durch ungelöste Probleme? Bist du bereits dabei, den Mut zu verlieren? Wo versteckt sich deine Wut? Kannst du gut schlafen, während du mit deiner Frage beschäftigt bist?

Es gibt keinen Lösungsvorschlag außer dem Hinweis, „höhere" Ebenen in deine Überlegungen mit einzubeziehen. Habe den Mut, alle Ansichten, wie etwas „zu sein hat", über Bord zu werfen und lasse dich von deinem Herzen in Schicksalswelten führen. Der Verstand bringt dich erst weiter, wenn du einVERSTANDen sein kannst.

In der Ahnenebene:
Mit deinem Thema haben sich bereits manche deiner Ahnen geplagt. Nicht unbedingt mit ähnlich konkreten Verhältnissen, aber mit ungefähr solchen. Und das Ergebnis waren unverzeihliche Gefühle mit brodelnder Wut und verzweifelten Verlustgefühlen. Das Geschehene war nicht vorgesehen im Lebensplan, in der Weltsicht.
Zu dir kommen nun mit der Versorgungskraft- oder Führungskraft diese unerlösten und unverdauten Gefühle.
Übernimm niemals eine Meinung, die du nicht auf ihren Wahrheitsgehalt für dein eigenes Wertesystem geprüft hast. Als Kind können wir das noch nicht und übernehmen die Weltsicht und das Wertesystem der Erwachsenen ungefiltert. Das soll auch so sein. Dieses Nest haben wir so ausgesucht oder zumindest zugestimmt, es zu erleben. Aber heute und bei deiner Frage bist du aufgerufen, die Gefühlsdogmen deiner Vorfahren und Eltern zu prüfen. Findest du die Verhältnisse deiner Frage ebenso unverzeihlich?
Dann führst du diese Lebensaufgabe jetzt fort.

Lass dich von deinem Herzen in dein Unterbewusstsein führen und schaue am schmerzhaften Punkt in beide Richtungen: die Richtung der berechtigten Empörung und die Richtung der schicksalhaften Verstrickungen.
Weiche die Dogmen auf, indem du dein Gefühl in die Freiheit sehen lässt. Digitalis stärkt dabei dein Herz auf allen Ebenen.

Auf der Torwächterposition:
Der Kernkonflikt in deiner Frage ist eine fundamentale Ablehnung eines Geschehens. Das, was da passiert, ist für dich indiskutabel. Bringe deine heutige Frage mit solchen Gefühlen in Verbindung. Worum geht es diesem Torwächter? Es kann die banalste Frage an ihm zerbrechen.
Du hast zu deinem Thema bestimmte Vorstellungen, das ist ja gar nicht anders möglich. Es gibt einen Wunschzustand, den du erreichen möchtest. Dieser Wunschzustand ist eingebettet in eine Weltsicht und klare Regeln, was „man" tun kann und was nicht. Möglicherweise hast du dich bisher ganz nach diesen Lebensregeln verhalten - und trotzdem dein Ziel verfehlt.
Oder ein unerwartetes Ereignis hat dir deine Wünsche zerstört. Unwiederbringlich verloren - tot - vorbei.

Es ist egal, ob sich das in der Vergangenheit zugetragen hat oder jetzt im Moment. Die Reaktionen sind und bleiben ähnlich, solange du mit dem Geschehen nicht einverstanden sein kannst.

Auf deine Art wirst du Widerstand empfinden, Trauer und Wut erleben. Und mit der Zeit wird dich der Alltag zwingen, diese Gefühle nach hinten zu verdrängen. Dort bleiben sie und beeinflussen alles, was mit dem Thema zu tun hat. Unter Umständen sogar dein ganzes Leben.

Dieser Torwächter kann deinem Herzen bei der Aufräumarbeit helfen. Digitalis gibt dir die Kraft, dein Herz ruhig zu halten, während du „das Schlimme" anschaust und anfühlst. Das ist die Voraussetzung für jeden Fortschritt. Wenn du einverstanden bist, ohne Urteil erstmal nur „wahr"zunehmen und nicht sofort deine Weltsicht einbringst, dann kann das Geschehen ausvibrieren und dein Herz vorsichtig Ausschau halten nach Erklärungen, die vielleicht möglich sind. Scheue dich nicht, mit dem Schicksal - mit Gott - zu hadern. Die halten das aus.

Dein Thema ist also ein echtes Lebensthema. Gib dir Zeit. Du erlebst gerade wichtige Schritte deiner Lebensaufgaben. Am Ende steht das Einverständnis mit dem, wie es war und ist. Daraus kann dann etwas ganz Neues entstehen.

In der Seelenebene:
Der Fingerhut-Torwächter weist dich an dieser Stelle darauf hin, dass es Erfahrungen gab, die immer noch nicht ausvibriert sind, die immer noch die Kraft haben, dein Leben zu bestimmen.
Und es waren keine schönen Erfahrungen! Sie zu verarbeiten ist Teil deiner Lebensaufgabe. Du darfst dich dem selbstverständlich verweigern. Aber dann kommst du mit der erfolgreichen Lösung deiner Frage nicht weit.
Es geht im Wesentlichen darum, einverstanden zu sein mit allem, was war.
Selbst wenn du keinerlei bewusste Erinnerung an vergangene Zeiten hast - und wenn du das Konzept der Wiedergeburt nicht teilst, so sind es Erfahrungen, die in deinen Zellen gespeichert sind - so beeinflussen dich die Schrecken der Vergangenheit trotzdem.
Manchmal als eine Art Wiederholungszwang, um endlich darin aufwachen zu können.
Manchmal auch als Vermeidungsstrategien, die sich tief in dein Unterbewusstsein eingegraben haben. Werden solche Erfahrungen durch Wünsche, Bilder oder Träume berührt, entsteht eine innere Unruhe, die du dir nicht erklären kannst.
Lasse jetzt spontan Bilder oder Worte in dir aufsteigen. Verlass dich dabei auf die Hilfe des Fingerhut-Torwächters. Er gibt deinem Herzen die Stabilität, die es braucht. Es wird nicht wieder am Grauen zerbrechen müssen.

Versuche, diese Geschehnisse in einen Erfahrungsweg einzubauen,
den du längst gegangen bist, wo aber Teile deiner Seele immer noch in der Vergangenheit festhängen.

Deine Wut, die Angst, der Kummer und die Überforderung sind verständlich.
Jetzt ist es Zeit, diese Gefühle zu transformieren.
Wenn du den Hader in Einverständnis auflösen kannst, hast du gewonnen.

Lösungsweg:

Einverständnis

Der Kern der Unverzeihlichkeit scheint unsichtbar.
Löse dich von dogmatischen Urteilen.
Das wahre Potential des Herzens kann sich entfalten,
wenn der Verstand sich ihm zuneigt - suche danach.

Botanik:
Der Rote Fingerhut gehört zur Familie der Wegerichgewächse. Er wächst auf Kahlschlägen, Lichtungen und Waldwegen, sonnig bis halbschattig und meist als Gruppe. Die zweijährige, krautige Pflanze wird um einen Meter hoch, hat bis zwanzig Zentimeter lange Blätter und einen traubigen Blütenstand.

Die Blüten sind rund fünf Zentimeter lang und purpurrot-violett, selten weiß. Sie orientieren sich stets zum Licht, in voller Sonne wachsend zeigen sie nach Süden. In die schräg abwärts gerichteten Blüten können nur Hummeln eindringen.
Der vorstehende untere Blütenblattteil dient ihnen als Landeplattform.
Der Name Digitalis leitet sich aus dem lateinischen digitus = Finger her. Im Volksglauben heißt es, der Teufel hat die Blüten als Fingerhut benutzt und die Punkte sind seine Fingerabdrücke. Im keltischen Kulturraum gelten die Blüten als Kopfbedeckung der Elfen.

In der Volksmedizin war seine herzstärkende Wirkung lange bekannt,
die wissenschaftlichen Forschungen haben aber erst zum Ende des 19. Jahrhunderts begonnen, dies zu untersuchen. Im Altertum hatte die Pflanze keine Bedeutung.

Heute weiß man, dass durch Digitoxin die Enzymaktivitäten bestimmter Zellen verringert werden. In anderen Pflanzen hat man ähnliche Wirkstoffe gefunden und spricht heute insgesamt von Digitaloiden oder auch Herzglykosiden. Sie senken die Herzfrequenz und steigern seine Schlagkraft.

Alle Pflanzenteile sind hochgiftig! Bereits der Verzehr von zwei Blättern kann zum Tod führen. Allerdings soll der Geschmack sehr bitter sein.

Schwieriger wird es, wenn solche Blätter sich in Teemischungen verirrt haben. Die Symptome einer Digitalisvergiftung sind Übelkeit und Erbrechen, Durchfall, Kopfschmerzen mit Sehstörungen und sogar Halluzinationen.

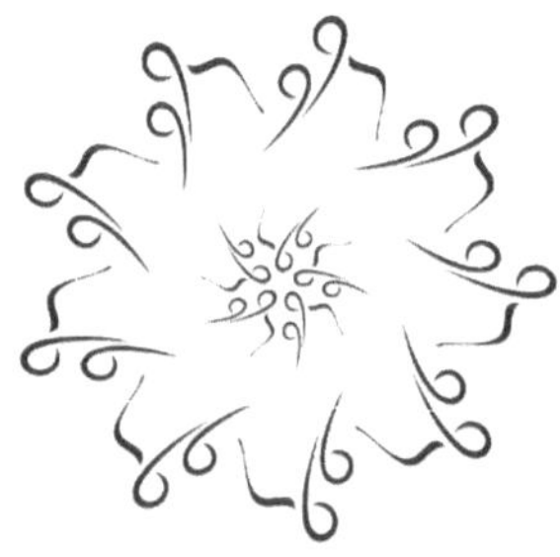

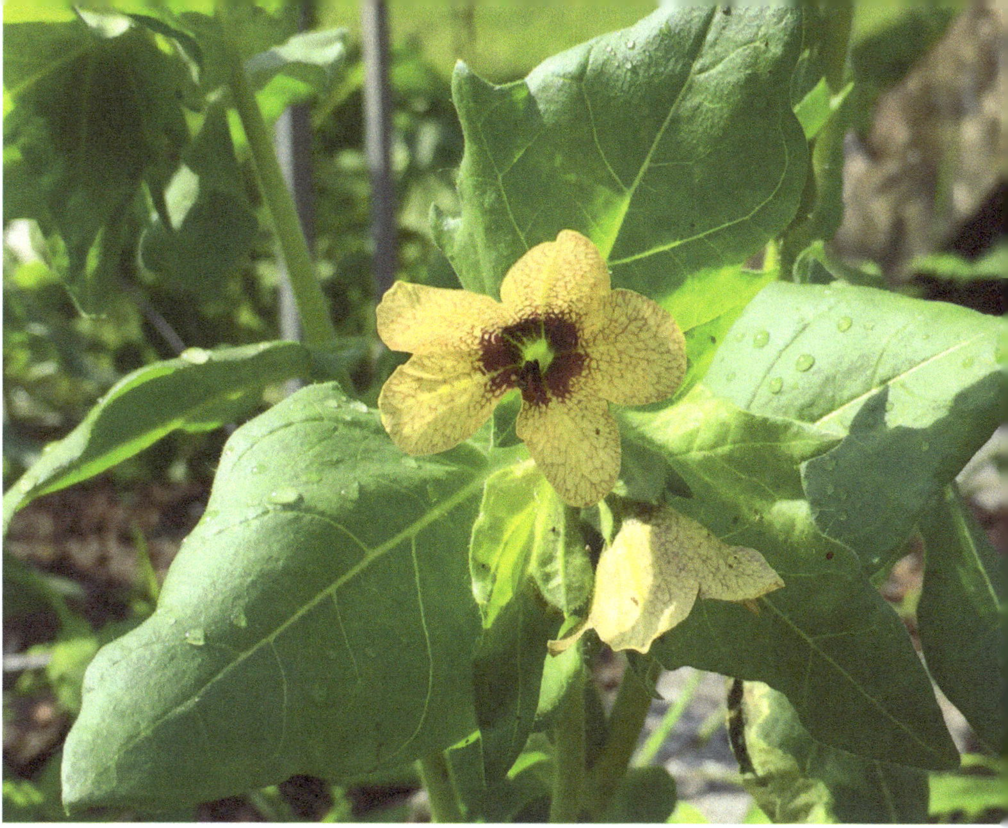

Hyoscyamus niger - Bilsenkraut

Wahnsinn - Frieden

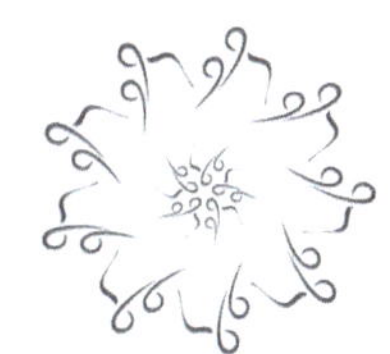

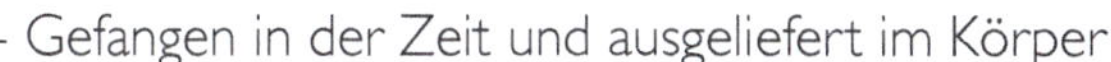

- Gefangen in der Zeit und ausgeliefert im Körper
- Das kann doch nicht wahr sein?! - Streit!
- Empfindet das Weltgeschehen als wahnsinnig
- Streit und Zwanghaftigkeit sind die einzigen Wege
- Fühlt sich ständig vergiftet von allem und jedem
- Großer Hader über Spaß, Ehre und Freiheit von anderen
- Misstrauen, fühlt sich verraten und verkauft
- Durch totale Offenheit entsteht leicht Entblößung

Wahnsinn

Eine freundliche Definition von Wahnsinn beschreibt ihn als Verhalten oder Gedanken, die keinem Ziel der sozialen Normen entsprechen. Es ist ein Abweichen von derzeit gültigen Konventionen. Man ist also „ver-rückt", aus der Spur geraten.
Gerne verbindet man mit Wahnsinn ein Urteil, er ist - angeblich - krankhaft, zerstörerisch oder unwahr. Diese Beurteilung ist jedoch eingebettet in die gerade gültige Interpretation der Umwelt.

Noch im Mittelalter hielt man bei uns manchen Wahnsinn für heilige Verzückung. Aus den alten Zeiten wissen wir noch von der Notwendigkeit von Visionen und Sehertum, es waren gesellschaftlich hoch geachtete Zustände. Die Neuzeit erklärte den Wahnsinn zur Unvernunft, zu Besessenheit und Krankheit. Kontrollverlust über die eigenen Affekte, ungehemmtes Ausleben von Gefühlen und eine freie Interpretation der Realität waren und sind gesellschaftlich tabu. „Du bist ja wahnsinnig" ist immer eine Zuschreibung mit Kopfschütteln.

Gleichzeitig waren und sind Rauschmittel aller Art hoch beliebt. Und dieser Torwächter, das Bilsenkraut, wurde bis in die Neuzeit als Rauschmittel dem Bier, einem Alltagsgetränk, zugesetzt. So ein bißchen Wahnsinn ist also doch ganz nett?

Es gibt hier also zwei verschiedene und miteinander nicht zu vereinbarende Realitäten. Das Problem entsteht durch ein Machtgefälle. Die „wahnsinnige" Person hat keine freie Wahl und soll sich mit der Realität der „Allgemeinheit" abfinden. Daraus wachsen die Zustände, die der Bilsenkraut-Torwächter zeigt.

Was kann man sich nun darunter vorstellen?
Hier ein Beispiel: Einige Jahre lang durften Frauen in den Ländern des Nahen Ostens recht frei leben, studieren oder einem Beruf nachgehen und sich frei in der Öffentlichkeit zeigen. Das hat sich völlig verändert und sie müssen nun weitgehend weggesperrt und unter ständiger Bedrohung ein Leben nach den Regeln der Machthaber leben.
Wie wahnsinnig mag sich das anfühlen?Sämtliche Bilsenkrautsymptome bieten sich an.

Im privaten Bereich kann man ganz ähnliche Beispiele finden.
Da wurde vielleicht mit großen Liebesbezeugungen und vielen romantischen

Träumen eine Ehe geschlossen. Später zeigt sich die Persönlichkeit des Partners als betrügerisch oder gar brutal. Nach außen darf aber nichts dringen. Wieviel Handlungsfreiheit bleibt übrig?

Ein entscheidendes Problem ist die - vielleicht nur gefühlte - Rechtlosigkeit. Man wird „entwertet", erinnert sich aber gleichzeitig an andere Verhältnisse.

Wie geht man damit um? Es gibt die aktive und die passive Lösung.

Bei der aktiven Lösung kämpft man. Streit, Geschrei und Aktivismus kennzeichnen die hilflosen Versuche, sein „Recht" wiederzuerlangen. Dabei wirkt man verhältnismäßig abstoßend auf seine Umgebung, das Urteil heißt schnell „Hysterie". Denn die Umgebung lebt ja in einer anderen Realität und kann meistens nicht verstehen, warum jemand so „ausflippt".
Bei der passiven Lösung hat man es aufgegeben, sich zu wehren. Alle Versuche sind ins Leere gelaufen, das Urteil der Umgebung über das eigene Verhalten ist verheerend. Man zieht sich zurück in Gleichgültigkeit und stumpft gegen den Wahnsinn ab.

Aus ahnenmedizinischer Sicht kann man sich leicht vorstellen, dass Erlebnisse oder Lebenszustände, die niemals aufgelöst wurden, ihre Energie weiterreichen in folgende Generationen.
Hat man solch eine Erinnerung im Unterbewusstsein liegen, reichen schon kleine Auslöser, um ein heftiges Gefühl von ungerechter Behandlung und Ausweglosigkeit wachzurufen.
Bei Kindern kann man immer wieder beobachten, dass völlig überzogen auf die Regeln des Zusammenlebens reagiert wird. Das Kind erlebt sich als ausgeliefert und dreht einfach durch. Wieviel Ehre und Wertschätzung mag man in diesem Moment für das Kind empfinden? Für gewöhnlich werden die Missempfindungen des Kindes bestätigt werden - ausgeliefert, rechtlos und missverstanden zu sein. Das dies nicht immer der Realität entspricht, ist die andere Seite des Konflikts.
Mit den Erfahrungen und Aufgabenstellungen dieses Torwächters kann man also sehr lange Zeit zu lernen haben.
Ist man bereit, die Hilfe von Hyoscyamus anzunehmen, bekommt die eigene Wahrnehmung der Realität einen Verbündeten. Hyoscyamus sagt ja zur persönlichen Wahrheit, ohne Abstriche. Durch solche Wertschätzung kann man für einen Moment loslassen und über seine Gefühle in Ruhe nachdenken. Man muss für den Augenblick nicht beweisen, dass die eigene Wahrnehmung „wahr" ist.

Dadurch kann man einen ruhigeren Weg finden, sich mit der Realität der Lebensumstände auseinanderzusetzen. Es kehrt ein innerer Frieden ein, der es ermöglicht, nüchterner und klüger für die Erfüllung des persönlichen Anliegens zu kämpfen. Ein Austausch mit der Umgebung wird wieder möglich.

In der persönlichen Ebene:
Bei deiner Fragestellung taucht in der persönlichen Ebene das Bilsenkraut auf.
Wieviel Streit hast du mit diesem Thema schon erlebt?
Musst du kämpfen für deine Würde, dein Recht oder deinen Freiraum?
Ist deine Umgebung für dich unangenehm oder gar gefährlich?
Würdest du deine Situation als gerecht bezeichnen?

Alle diese Fragen sollen dich auf die Spur des Haders bringen, der bei diesem Thema anwesend ist. Es kann sogar sein, dass du bereits aufgegeben hast, dagegen zu kämpfen. Dann empfindest du eher Erschöpfung und Sinnlosigkeit.

Was ist die Lösung für diesen persönlichen Torwächter? Du sollst verstehen, dass du dich in einer Form von Wahn bewegst. Dieser Wahn fühlt sich für dich völlig richtig an, beruht aber auf inzwischen ungültigen Voraussetzungen. Die Welt dieses Themas ist anders, als du es gern hättest oder mal hattest. Prüfe also deine Ansichten über die Verhältnisse deines Themas.
Gehst du zum Beispiel davon aus, dass die Liebe unendlich sein sollte?
Oder dass die Menschen alle geschwisterlich freundlich zueinander sind?
Oder dass dir mehr Wertschätzung zustehen sollte?

Wie auch immer deine ehrliche Bestandsaufnahme ausfällt, es wird schmerzhaft sein, den eigenen Wahn anzuerkennen. Es steht dir selbstverständlich frei, an deinen Ansichten und Gefühlen festzuhalten. Dem Torwächter Hyoscyamus ist das egal, er kennt keine Zeit. Gibst du ihm aber eine Chance, kann er die Stagnation auflösen, ohne dich damit zu überfordern. Du wirst in die Lage versetzt, im Rahmen der Gegebenheiten den für dich besten Weg zu finden, in Frieden mit allen Beteiligten.

In der Ahnenebene:
Hier werden dir für dein Thema ein paar vergiftete Geschenke weitergereicht. Die Ansichten mancher deiner Ahnen zu diesem Thema waren stark und absolut. Leider hatten sie keinen Erfolg damit, mussten empfindliche Niederlagen einstecken und erlebten vielleicht sogar vernichtende Situationen.

Alle diese Gefühle schwirren jetzt als Führungs- oder Versorgungskraft um dich herum und wollen, dass du es ihnen gleich tust.
Aus Liebe und Verbundenheit fällt es manchmal schwer, einen Wahn als solchen zu erkennen. Besonders, wenn der Inhalt des Wahns zu den erstrebenswerten Gefühlen oder Verhältnissen gehört. Aber er war damals unerreichbar und kostete die Ahnen mehr, als für sie gut war.

Analysiere genau, was du von ihnen lernen sollst, dein heutiges Thema betreffend. Beurteile es mit wachem Verstand und lasse dich vom Torwächter Hyoscyamus dabei leiten. Lasse die Schmerzen der Niederlagen bei den Ahnen in der Vergangenheit. Gib ihnen zwar die Ehre, die sie verdient haben, aber treffe Entscheidungen, die dir heute wirklich weiterhelfen.
Die Stagnation darf jetzt aufhören und Frieden in diesem Thema einkehren.

Auf der Torwächterposition:
Friedlich wird es nicht sein, wenn du dich mit diesem Thema beschäftigst.
Wo findet der Kampf statt, im Außen oder im Innern? Gibt es Streit und Kampf oder eher Erschöpfung, Rückzug und Depression?
In deiner Ansicht über dieses Thema liegt ein Wahn.
Dieser macht dich wahnsinnig, denn was immer du unternimmst, das Ergebnis bleibt unbefriedigend.
Das wird auch so bleiben, bis du endlich den Wahn als solchen entlarvst und entlässt. Dabei möchte dir der Bilsenkraut-Torwächter zur Seite stehen.

Du hast dein Thema unter bestimmten Annahmen begonnen. Häufig sind das große Themen wie Liebe, Gerechtigkeit oder Erlösung. Natürlich musst du das in dein Thema einbetten, aber überlege einfach, was dir ganz selbstverständlich zu sein scheint. Höchstwahrscheinlich versteckt sich der Wahn genau dort.
Die Welt und ihre Verhältnisse sind vielleicht brutaler, als du es für möglich hältst. Es ist Teil unseres Menschwerdungsprozesses, solche Dinge zu erfahren.
Und zwar von beiden Seiten.

„Homo hominis lupus", soll heißen „Der Mensch ist dem Menschen ein Wolf" - was für den Wolf ein ungerechtes Urteil ist. Aber so sind Sprichwörter, sie spiegeln die Ansichten ihrer Entstehungszeit. Nicht verändert hat sich der Inhalt dieses Sprichworts. Menschen fügen einander Unsägliches zu, schon immer und immer wieder. Irgendwo in diesem Durcheinander befindest du dich gerade.
Suche die Lösung deines Themas nicht im Verhalten deiner Umwelt, sondern

in den Werten deines Herzens. Es ist eine schwierige Balance, diesen Werten zu folgen und trotzdem in dieser Welt zu bestehen.
Endgültige Werte mit Ewigkeitscharakter sollen uns leiten, können aber nicht unser tägliches Handeln bestimmen. Zum Lernprozess gehört auch, sich den Verhältnissen soweit anzupassen, dass ein ruhiger Weg möglich ist. Wenn man im Hader über die Verhältnisse stecken bleibt, kann man seinen Weg nicht mehr sinnvoll gehen. Dieser Torwächter gibt dir die Chance, dieses Rätsel zu lösen.
Der Frieden, der durch das seelenhomöopathische Bilsenkraut in dir entstehen kann, lässt dein Herz aufatmen. Ja, deine Gefühle sind nicht falsch! Aber im Moment haben sie scheinbar keinen Platz in deiner Umwelt.
Finde im Frieden dieses Torwächters einen Weg, dich mit den Gegebenheiten deines Lebens zu versöhnen.
Dann hat dein Thema eine reelle Chance zur Verwirklichung.

In der Seelenebene:
Schon wieder hier gelandet. Hat wohl nicht gereicht, was die Vorgänger unternommen haben, um diesem Wahnsinn zu entkommen.
Diese immer gleichen Frustrationen und Brutalitäten, die sich „Leben" nennen.
Dabei willst du doch nur Frieden - für alle.

Es sind nicht die einfachsten Lernaufgaben, auf die uns der Bilsenkraut-Torwächter hinweist. Aber die große Chance dabei ist, aus einem Wahn zu erwachen. Ein Wahn, in dem man gelandet ist, weil man etwas wahrhaftig Großes erreichen will - dabei aber nicht auf die „herrschenden" Verhältnisse Rücksicht nimmt. Man kann eben nicht bestimmen, wie der Weg verläuft. Meistens ist er krummer und verschlungener, als einem lieb ist.

Dein heutiges Thema gibt dir die Chance, solche größeren Zusammenhänge zu verstehen. Welchem Wahn bist du aufgesessen? Welches „höhere" Ziel strebst du an, um berechtigte Schmerzen über den Wahnsinn dieser Welt endlich loszuwerden?

Hyoscyamus schenkt dir ein Stückchen Besänftigung, wenn du dich auf es einlässt. Lasse den Drang zur Gerechtigkeit los, um eine höhere Gerechtigkeit begreifen zu können. Dann wird das heutige Thema auch deinen Seelenweg bereichern.

Lösungsweg:

Frieden

Über Gerechtigkeit kann man sich streiten …
Aber nicht über die Wahrhaftigkeit des Herzens.
Verbinde dich mit deiner Seele jeden Tag bewusst aufs Neue,
damit die Stagnation des Haders sich sanft lösen kann.

Botanik:
Das Bilsenkraut gehört zur Familie der Nachtschattengewächse. Es ist eine krautige Pflanze, die um die fünfzig Zentimeter Wuchshöhe erreicht. Seine nach oben rübenförmig verdickte Wurzel reicht sehr tief ins Erdreich hinein. Am Stängel befinden sich klebrige Drüsenhaare, die einen unangenehmen Duft nach verwesendem Kadaver verströmen. Trichterförmige Blüten erscheinen in gelblich-weißer Farbe mit violetten Adern. Die graubraunen Samen sind anderthalb Zentimeter groß und sitzen in Kapseln, die von einem Kelch umschlossen werden. Jede Kapsel trägt bis zu vierhundert Samen.
Sie verstreuen sich bei Wind und durch Anhaftungen. Ihre Keimfähigkeit bleibt jahrhundertelang (!) bestehen.
Bilsenkraut ist in Eurasien und Afrika verbreitet und wächst gern auf nährstoffreichen Böden an Wegrändern, Mauern und auf Schuttplätzen.

Die gesamte Pflanze ist giftig, besonders aber die Wurzeln und Samen.
Es ist ein seit Jahrhunderten verwendetes Rauschmittel. Die Wirkung ist allerdings vorher nicht einschätzbar, weil der Alkaloidgehalt stark schwankt. Blätter und Samen wurden geraucht. Bis ins 17. Jahrhundert versetzte man Bier mit Bilsenkrautsamen. Es gibt die Vermutung, dass sich der Name der Stadt Pilsen, Ursprungsort des „Pilsner Bier“, vom Bilsenkraut herleitet.
Ein Bilsenkrautrausch kann bis zu einer Woche andauern. Irreversible Schäden im Nervensystem sind nicht ungewöhnlich.
Medizinisch verwendete man es als Schmerzmittel bei Zahnschmerzen, Rheuma oder auch als Räucherung bei Asthma bronchiale.
Seine Alkaloide wirken erregend auf das Zentralnervensystem und lähmend auf die Nervenendigungen. Die Pupillen sind weit und lichtstarr, die Atmung ist vertieft und beschleunigt. Der Puls rast, das Herz schlägt schnell, der Tod tritt nach Atemlähmung und Bewusstlosigkeit ein. Bereits fünfzehn Samen können für ein Kind tödlich sein.

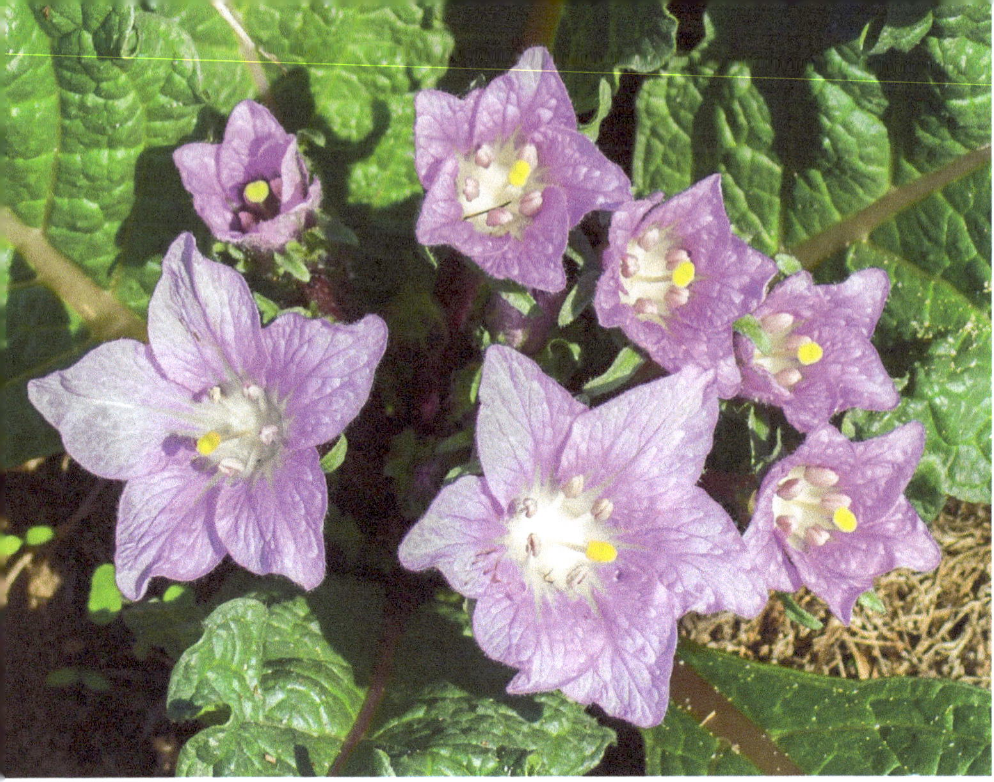

Mandragora officinalis - Alraune

Hilflosigkeit - Handlungsfähigkeit

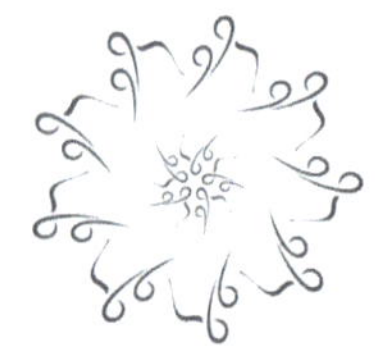

- Kampf um das Geheimnis verborgener Gefühle
- Fühlt sich völlig zerschlagen, Schlachtfeld
- Ist unfähig, sich alleine zu helfen
- Alle Muskeln sind zu wund, um sich zu bewegen
- Will die Gefühle gern unterdrücken, misslingt aber
- Ist zwischen Abschied und Ankunft hin- und hergerissen
- Ausweglose Trauer bestimmt das Leben
- Weigert sich verzweifelt, Wunden zu haben

Hilflosigkeit

Was bedeutet es, hilflos zu sein?
Man befindet sich in einer Not, der man aus eigener Kraft nicht entkommen kann. Man hat die Kontrolle über diesen Bereich verloren.
Wie entkommt man solcher Hilflosigkeit? Durch die Hilfe anderer Menschen oder durch Hilfsmittel, die man sich beschaffen muss - meistens auch mit Hilfe anderer Menschen.

Wie entsteht Hilflosigkeit?
Durch Unfall oder Krankheit, durch Misshandlung oder soziale Ächtung, durch psychische oder physische Belastungen bei Stress, Angst oder Existenzbedrohung. Durch Niederlagen! Sicherlich gibt es noch viel mehr Gründe, sich hilflos zu fühlen oder es objektiv zu sein.

Wie fühlt sich Hilflosigkeit an?
Das hängt stark von der eigenen Wahrnehmung ab.
Kann man mit ihr einverstanden sein, bleibt trotzdem ein Gefühl von Schwäche. Man wird gezwungen, sich mit den verbleibenden Ressourcen zufrieden zu geben und muss den Rest so nehmen, wie Andere es geben.
Ist aber der Zustand von Hilflosigkeit bedrohlich, ist es äußerst anstrengend und unangenehm. Er soll so schnell wie möglich aufhören oder am Besten gar nicht wahr sein.

Und damit sind wir in der Welt von Mandragora angekommen.

Nicht selten kann man erleben, wie sich jemand weigert, seine aktuelle Verfassung ernst zu nehmen. Ob es sich um den gesundheitlichen Status, die „Beziehung" oder den beruflichen Zustand dreht, man will die Wahrheit einfach nicht wahrhaben. Da nutzt es gar nichts, wenn die Mitmenschen darauf hinweisen. Im Grunde genommen ahnt man ja selber, dass etwas im Argen liegt - aber genau hinzuschauen hätte zur Folge, dass man nicht mehr weiter weiß. Es gibt nur „Weitermachen" oder den Zusammenbruch.
Die Möglichkeit von Hilfe scheint nicht zu existieren.
Oder aber die angebotene Hilfe hat einen zu hohen Preis. Wenn man dadurch auch noch die Ehre oder den Rest von Besitz verliert, entscheidet man sich lieber für das Weitermachen. Augen zu und durch.

Soweit die Gegenwart.
Welche Auswirkungen entstehen aber in der Zukunft?

Oder andersherum gefragt, wieviel solcher alten Mandragora-Zustände zeigen sich in der Gegenwart?

Da gab es zum Beispiel in früheren Zeiten Tode im Kampf, bei denen vorher ganze Gliedmaßen verloren gingen, aber trotzdem weitergekämpft wurde. Diese Gefühle hören nicht einfach auf zu existieren, nur weil man am Ende doch auf dem Schlachtfeld fällt. Sie bleiben im morphogenetischen Feld der Familie, des Volkes oder überhaupt der Menschen erhalten und rufen immer wieder nach Erlösung.
Diese Weigerung, eine Niederlage zu akzeptieren, ist doch auch ein Motor der menschlichen Entwicklung im Kampf gegen Ausbeutung und Sklaverei.

Solcher Kampf auf verlorenem Posten ist also zutiefst menschlich. Vielleicht kann man es ja doch noch schaffen, die Hoffnung stirbt zuletzt - solche Sätze sind der stolpernde Motor. Oder aber man hat bereits aufgegeben und läuft aus Gewohnheit immer weiter geradeaus.
Nur die nüchterne Bestandsaufnahme, die darf nicht sein.
Interessant ist hier der Aspekt der Hilfe. Wie würde sie aussehen müssen und was müsste man dafür tun? Allein schon der Vorgang des Hilfeholens ist fast unmöglich.

Der Mandragora-Torwächter „legt den Finger in die Wunde".
Es geht nämlich nur weiter, wenn man sich die kaputte Situation und die Hilfsbedürftigkeit eingesteht. Und das ist schmerzhaft! Aber leider geht das nicht anders. Und so wird man darin aufwachen müssen, dass in einem bestimmten Bereich des Lebens Gefühle lauern, die schmerzhaft sind.
Ein Teil der Persönlichkeit möchte nun vorwärts gehen und diese Gefühle erlösen, der andere Teil der Persönlichkeit wird mit aller Macht an ihrem Geheimnis festhalten und alle solche Gefühle unterdrücken wollen.
Einfach schon aus Gewohnheit.
Die Alraune kann hier helfen. Sie unterstützt den Teil der Persönlichkeit, der um Hilfe fragt. Und Schritt für Schritt - Knochen für Knochen - wird man sich wieder zusammensetzen und das Bild der Realität ertragen können.
Dann kommt die Handlungsfähigkeit wirklich zurück.

In der persönlichen Ebene:
Deine Frage beschert dir den Mandragora-Torwächter in deiner persönlichen Ebene.
In welchem Bereich fühlst du dich völlig zerschlagen?

Das muss nicht primär mit dem Thema deiner Frage zu tun haben.
Aber es gibt etwas, dass dir die Handlungsfähigkeit empfindlich einschränkt.
Es geht also darum, diese Verletzung zu finden und vor allem, sie wahrzunehmen. Lebst du zum Beispiel in einem Körper mit chronischen Schmerzen? Hast du dann schon einmal um dich selbst getrauert, um all die Beweglichkeit, die dir abhanden gekommen ist? Es geht nicht primär darum, dort jetzt Hilfe hinzubringen, sondern erstmal um die Anerkennung des wirklichen Seinszustands. Einfach nur Schmerzmittel zu nehmen löst nämlich nicht das Gefühl der Hilflosigkeit.

Du schenkst dem Gefühl der Ausweglosigkeit einen Raum zur Verwirklichung. Wahrscheinlich hält es dich - wenigstens zeitweise - von deinem eigentlichen Thema ab. Erst, wenn du die Hilflosigkeit in diesem Lebensbereich wirklich anerkennst, kann sich dieses ausweglose Gefühl verändern. Bis dahin muss es ja seine Arbeit tun: Dich auf etwas hinweisen, was nicht gut für dich ist.

Am Ende des Tages spielt es keine Rolle, woher Schmerz und Hilflosigkeit kommen. Die Alraune will dir aus dem Bankrott wieder ins Leben helfen. Welche Verletzung, welcher Schmerz ist es also, durch den deine Handlungsfähigkeit einschränkt ist? Sind es physische oder psychische Schmerzen - oder gibt es da überhaupt einen Unterschied? Gehe dort hin und sammle alle Anteile von dir zusammen. Ertrage bewusst die körperlichen oder seelischen Schmerzen, auch mit Hilfe der Alraune, und vertraue darauf, dass nach jedem Bankrott ein Neuanfang möglich wird.
Wenn du der Alraune vertraust, wird in irgendeiner Form wieder Handlungsfähigkeit in dein Leben kommen. Nicht alle Schmerzen werden dann gleich verschwunden sein. Aber du bist wieder „ganz", wenn auch vielleicht noch nicht „heil". Als ganzer Mensch findest du Wege zur Heilung.

In der Ahnenebene:
Es ist nicht gerecht! Sie mussten so viel leiden, es war so schwer für sie!
Für welchen deiner Ahnen mag das zutreffen? Wieviel davon könnte dein heutiges Thema solche Erinnerungen aufrufen?
Vielleicht korrespondiert dein Thema mit Wünschen, die sich die Vorfahren nicht verwirklichen konnten. Weil sie ihr Leben lassen mussten oder zutiefst eingespannt waren in den Überlebenskampf für sich und die Familie?
Sie konnten sich jedenfalls nicht aus ihrer Situation heraushelfen - oder wollten nicht. Auch der Verlust des Ansehens, des Prestige, kann ein Grund für die Nichterfüllung solcher Wünsche gewesen sein.

Man könnte sich vorstellen, dass jemand einen Herzenswunsch nach echter Liebe nicht verwirklichen konnte, weil die Konventionen das nicht zuließen. Man könnte auch an alle Frauen der Vergangenheit denken, die von vornherein keine anderen Lebensentwürfe als Küche und Kinder zu haben hatten. Und um an den Einleitungstext anzuknüpfen: wie viele verfrühte Tode mussten hilflos hingenommen werden!

Die Alraune-Torwächterin möchte von dir, dass du hinfühlst in die Ausweglosigkeit mancher deiner Vorfahren. Und du sollst aufwachen in der Gegenwart.
Du sollst ihnen nicht die Treue halten in der Handlungsbeschränkung.
Du darfst dir Hilfe holen - vom Mandragora-Torwächter bekommst du sie schon jetzt. Verweile ein bisschen bei den Wunden deiner Ahnen und komme dann in deine Handlungsfähigkeit - auch ihnen zu Ehren.

Auf der Torwächterposition:
Es scheint, dass du bei deinem Thema sehr tapfer bist. Das Ergebnis ist dir wichtig und du bist bereit, einige Grenzen deiner Kraft zu übergehen. Du willst nicht wahrhaben, dass du jetzt allein nicht mehr wirklich weiterkommst.
Was ist hier passiert?

An irgendeinem Punkt deiner Person bist du verletzt. Nicht unbedingt im Thema deiner Frage. Aber dein Thema wird durch diese Verletzung behindert, seine Verwirklichung steht dadurch in Frage.

Die Alraune-Torwächterin möchte dir diese Verletzung ins Bewusstsein bringen. Beschreibe den Punkt in dir, an dem du dich völlig zerschlagen fühlst.
Warum ist das so?
Und warum verändert sich dieser Zustand nicht?
Kannst du mit Anderen darüber sprechen - oder ist es etwas sehr Privates, Geheimes?
Das Tor dieser Torwächterin ist der Moment, in dem du dir diesen hilflosen und wunden Punkt eingestehst. Dass es ihn überhaupt gibt - und du ihm hilflos ausgeliefert bist, weil deine Kraft oder deine Fähigkeiten begrenzt sind.
Je nachdem, wieviel Lebenskraft dir insgesamt zur Verfügung steht, konntest du seine Existenz bisher einfach ignorieren. Aber dein jetziges Thema verlangt nach Bewusstwerdung oder wenigstens Anerkennung dieses Zustands.
Dabei hilft die Alraune, sie gibt den Wunden ihre Ehre und hebt sie ins Tageslicht. In dem Maß, wie du damit einverstanden bist, wird sich Hilflosigkeit

in Lebenskraft und Handlungsfähigkeit in der Gegenwart verwandeln.
Dadurch kommst du auch der Verwirklichung deines Themas näher.
Sei stolz auf deine Wunden, denn sie beweisen deine Lebendigkeit.
Nimm sie als Wachstumschancen an und verurteile sie nicht.

In der Seelenebene:
Deine Frage berührt in irgendeiner Form eine schmerzhafte alte Erinnerung. Mit diesem Schmerz konnte die damals in deiner Seele lebende Person nicht umgehen. Er war zu groß, zu ungerecht, zu plötzlich oder in anderer Form unerträglich. Ein Teil deiner Seele hängt noch an dieser Energie. Man könnte sagen, er liegt immer noch auf einem Schlachtfeld, was auch ein Symbol für jeden anderen Ort der Grausamkeit ist. Es ist an der Zeit, sich dieser alten Verletzung zuzuwenden, das bedeutet die Mandragora-Torwächterin in der Seelenebene.

Die Kombination aus Niederlage und Widerstand gegen diese Niederlage lässt die starke Torwächterenergie von Mandragora entstehen. So ehrenhaft es sein mag, „ALLES" zu geben, so töricht ist es mit der Zeit. Offenbar hat man die wahren Kräfteverhältnisse falsch eingeschätzt und konnte nicht gewinnen, was man sich vorgenommen hat.

Heute soll sich die Betäubung der Wahrnehmung auflösen dürfen.
Die Alraune kommt ins Spiel und berührt genau diesen Punkt.
Du darfst darin aufwachen und hast die Aufgabe, die damit verbundenen Schmerzen in dein Bewusstsein zu heben. Dort können sie endlich heilen. Das kann sogar recht schnell geschehen, denn es sind ja längst vergangene Erfahrungen. Nur einverstanden musst du sein. Wenn du (wieder) anfängst, etwas „retten" zu wollen, wird es nicht gelingen.

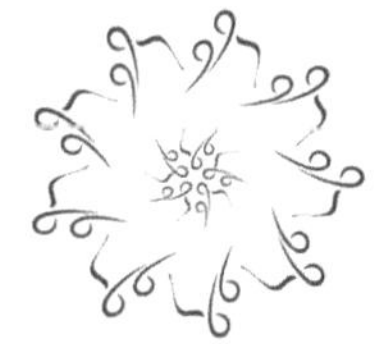

Lösungsweg:

Handlungsfähigkeit

Um deine Menschengestalt zu begreifen …
musst du alle deine Knochen in Liebe einzeln zusammensammeln.
Die Betäubung deiner Handlungsfähigkeit kann sich lösen,
wenn die Wunden ehrenvoll in dir heilen dürfen.

Botanik:
Die Alraune gehört zur Familie der Nachtschattengewächse.
Sie wächst im gesamten Mittelmeerraum auf Ödland, an Wegen und in Schotter auf trockenen, sonnigen Standorten. Die ausdauernde Blattrosette hat bis zu neunzig Zentimeter Durchmesser und liegt mit dunkelgrünen und runzligen Blättern direkt am Boden auf.
Die Blüten stehen einzeln an Blütenstielen und haben weißliche, hellblaue oder violette Farbe. Saftige, gelbe, pflaumengroße Beeren duften angenehm und sind ungiftig. Tiere verzehren sie und verteilen so die Samen.

Eine fleischige, kräftige und oft zweigeteilte Pfahlwurzel verzweigt sich bis sechzig Zentimeter tief in den Boden.
Diese Wurzel treibt arm- und beinartige Ranken. Im Verbund mit der runzligen und gelblichen Haut hat man ihr ein menschenähnliches Aussehen angedichtet. Man teilte sie sogar in männliche und weibliche Alraunen auf. Ihre Ernte war mit besonderen Zeremonien verbunden, um die innewohnende Zauberkraft zu aktivieren.

Alle Teile der Pflanze mit Ausnahme der vollreifen Früchtre sind giftig.
Die Vergiftungssymptome ähneln denen anderer Nachtschattengewächse wie Hyoscyamus oder Belladonna: Halluzinationen, Benommenheit, Rauschzustände und die Gefahr von Atemlähmung.

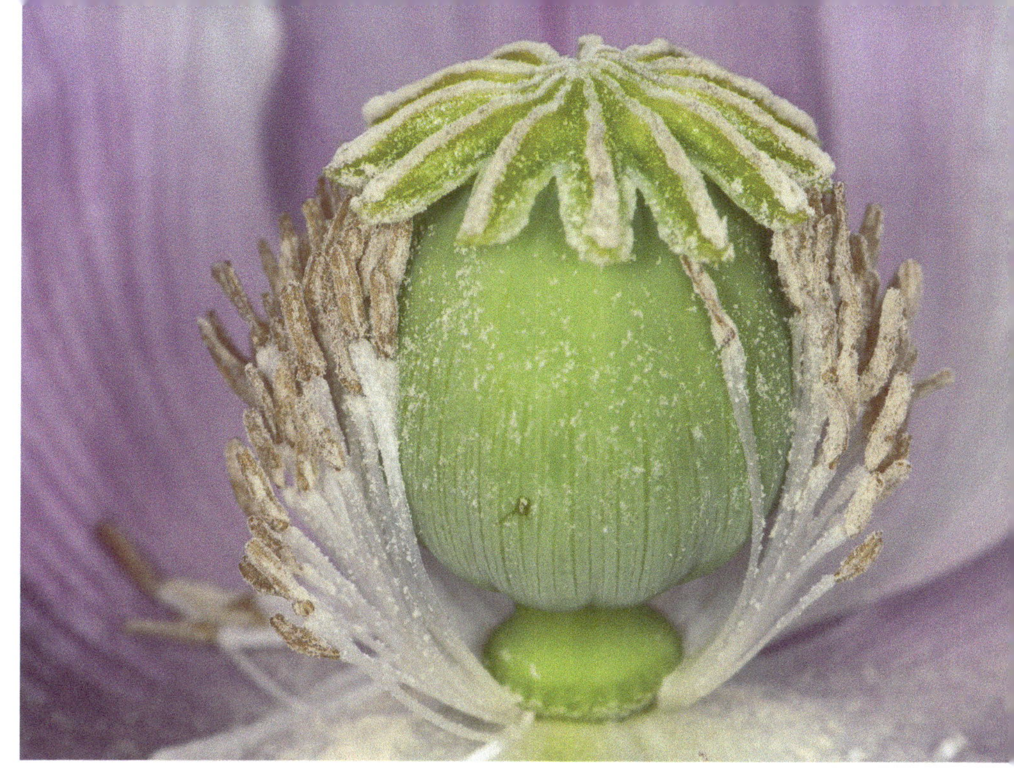

Papaver somniferum - Opium - Schlafmohn
Betäubung - Aufwachen

- Steckengeblieben in den Zwischenwelten
- Die Welt nach dem Schock
- nicht wach
- Zwischen Traum und Realität gibt es keinen Unterschied
- Erregung mit Betäubung gleichzeitig oder im Wechsel
- Großes Misstrauen in die Welt und sich selbst
- Erlebt lang vergangene Beleidigungen immer wieder
- Erinnerungsverlust der Ursache, reine Fassungslosigkeit
- Überwältigt von Gedanken- und Bilderfluten

Betäubung

Wozu dient uns eine Betäubung? Sie führt Empfindungslosigkeit herbei. Das ist sensationell gut, wenn der Körper verwundet ist oder gezielt durch einen Eingriff verwundet werden soll. Die Narkose schaltet den Schmerz und meistens auch das Bewusstsein aus. Anschließend kann man sich an nichts erinnern. Wie segensreich!

Dieses Geschenk begleitet den Menschen wahrscheinlich schon immer. Mohn ist keine komplizierte Pflanze, sie wächst oft von selbst, wenn man sie lässt. Und das Wissen um die ihr innewohnenden Kräfte war bereits den Menschen der Steinzeit bekannt.

Gleichzeitig war wohl auch die übermäßige Verwendung dieser Kraft schon immer vorhanden. So wurde ihr Gebrauch mit Verboten belegt oder geheimgehalten. Frei zugänglich waren und sind die Substanzen des Schlafmohns jedenfalls selten.
Überliefert ist die Geschichte eines Geschenks ägyptischer Könige an die griechische Königin Helena, ein Opiumextrakt mit dem Namen „Nepenthes". Übersetzt bedeutet es „gegen Kummer". Daraus lässt sich gut erkennen, dass schon damals nicht nur körperliche Schmerzen betäubt wurden.
Ein gängiges Schlafmittel der frühen Neuzeit war Laudanum, eine Opiumtinktur (übrigens vom großen Heiler Paracelsus „erfunden").
Es wurde recht ungehemmt verordnet, weil es eben erstmal ganz prächtig wirkt. Es macht natürlich abhängig. Man verliert sozusagen langsam aber sicher das Leben, es entweicht durch Apathie und Antriebsschwäche gepaart mit Appetitlosigkeit und Entkräftung. Alles wird und bleibt egal.

Man muss wirklich nicht lange nach Gründen suchen, warum Menschen sich betäuben möchten. Abgesehen von den wenigen medizinisch gerechtfertigten Indikationen sind es Gefühle, die zu schlimm zu sein scheinen. Die Kraft, real erlebte Alpträume zu verarbeiten, reicht offenbar nicht aus.
Es steht dem Menschen frei, sich betäubende Drogen zu beschaffen. Wer es will, wird es tun, egal, wie hoch die Hürden gesetzt werden. Der freie Wille jedes Menschen ist auch hier aktiv. Man darf sich solange betäuben, bis man das Aufwachen dem Nebel vorzieht. Leider gehört zu dieser Lektion ein hoher Preis, der zu Anfang nicht klar erkannt wird. Von egoistischen Interessen ganz anderer Art soll hier gar nicht die Rede sein.

Aber nicht jeder Mensch ist opiumabhängig. Trotzdem gibt es nur sehr wenige

Personen, die sich nicht betäuben möchten. Unsere Gesellschaft ist praktisch voll von Betäubungsmitteln! Das beginnt mit der Nahrung, setzt sich mit Konsum schöner Dinge fort und hört mit den virtuellen Welten noch lange nicht auf. Nikotin und Alkohol werden erst ganz langsam in Frage gestellt, Schmerzmittel oder Aufputschmittel sind weit verbreitet.

Es ist ein Kampf, aufzuwachen und wach zu bleiben!

Der Opium-Torwächter in seinem seelenhomöopathischen Aspekt kann wieder gutmachen, was durch den Missbrauch seiner Ursubstanz entstanden ist. Er kann dabei behilflich sein, den Weg zurück ins Leben zu finden, egal, durch welche Substanz man im Nebel einer Betäubung verloren gegangen ist.

Wenn man einen Schock erlebt, trennen sich spontan Seele und Körper voneinander. Das geschieht in unterschiedlichem Ausmaß. Manchmal tritt man einfach ein bisschen aus sich heraus, weil man übel beleidigt wird und sich nicht zu wehren weiß. Dann holt man sich wieder zurück, indem man über das Erlebte spricht und seiner Empörung und Verletzung Raum gibt. Andere Anlässe von Schock können wesentlich gravierender sein und lassen sich nicht durch alltägliche Maßnahmen wieder gut machen. Hier könnte man seelsorgerische oder therapeutische Hilfe in Anspruch nehmen. Diese stehen aber nicht immer zur Verfügung. Und allzu oft stapeln sich die Schockerlebnisse aufeinander und hinterlassen ein unentwirrbares Knäuel von Erlebnissen. Dann sucht man verzweifelt nach der Ursache und findet viel zu wenig, um das eine wirklich Wichtige zu tun: Seele und Körper wieder zu verbinden.

Dieses Bedürfnis hört aber niemals auf. Seele und Körper gehören nun mal zusammen und sind für die Dauer eines Lebens eine untrennbare Einheit. Aus diesem Grund werden immer wieder „Remakes" alter Schockerlebnisse produziert. Das Leben inszeniert solche Wiederholungen in abgeschwächter Form, um Seele und Körper rückzuverbinden. Das klingt abstrakter, als es ist.

Im Wesentlichen geht es immer nur darum, ruhig und gelassen auf ein Erlebnis schauen zu können, es in den Erfahrungsschatz integrieren zu können, ohne dabei neue Emotionen oder Handlungen ins Leben zu rufen. Das Herz soll ruhig sein dürfen.

Der Opium-Torwächter erwartet also, dass man sich der Betäubungsmechanismen im eigenen Leben bewusst wird - und möglichst auch die Ursache dafür sucht.

Er hilft auch, sich aus den klebrigen Fängen der Sucht nach Betäubung zu befreien. Allerdings verlangt dies stets die wache Auseinandersetzung mit den Gefühlen, die der Sucht zugrunde liegen.
Ursachenforschung bleibt ohne Wirkung, solange man nur das Szenario benennt, aber die Gefühle außen vor lässt.

Schafft man es, aus der Gewohnheit der Betäubung aufzuwachen, wartet ein neuer Morgen auf Tatkraft und Lebendigkeit eines tapferen Menschen.

In der persönlichen Ebene:
Es beeinflusst dich etwas, was mit deinem Thema möglicherweise gar nichts zu tun hat. Aber ein Teil deiner Kraft ist mit Schmerz beschäftigt. Diesen möchtest du natürlich nicht spüren, das ist ganz verständlich.
Deshalb suchst du - wahrscheinlich sogar ganz unbewusst - nach Betäubung.
Was ist deine Art, dich zu betäuben?
Muss zum Beispiel ununterbrochen Musik laufen?
Hängst du am Nikotin oder am Zucker fest?
Lenke deine Aufmerksamkeit auf diesen Mechanismus der kleinen oder großen Betäubungen. Was versteckt sich hinter diesem Bedürfnis?
Jetzt oder später wirst du diesen Gefühlen auf die Spur kommen dürfen. In deinem Tempo! Gerne mit Hilfe der seelenhomöopathischen Karten. Aber für dein heutiges Thema ist erstmal wichtig zu begreifen, dass dich der Drang zur Betäubung von der Erfüllung deines Wunsches abhält.
Probiere aus, wie weit du diesen Mechanismus von dir fernhalten kannst. Schließe einen Pakt mit dir selbst: Freiraum für dein Thema gegen dein Versprechen, alte Gefühle zu finden und aus der Narkose zu holen.
Sollte die Betäubung mit deinem Thema direkt zusammenhängen - oder eine Mischung aus alten und neuen Wunden darstellen - gilt es, tapfer auf die Suche zu gehen. Der erste Schritt ist stets, alles ernst zu nehmen, was sich an Gefühlen in dir zeigt. Ohne die Ursache im Außen zu suchen (selbst wenn es sich anbietet, sie dort zu finden), gehe mit deinen Gefühlen in Kommunikation. Was wollen sie dir mitteilen? Lass ihnen Raum zur Entfaltung. Verwandle sie in Worte und sprich sie aus. Scheue dich nicht, unlogisch in Tränen auszubrechen oder tiefste Verzweiflung zu fühlen.
DIESE GEFÜHLE KOMMEN, UM ZU GEHEN.
Sobald dieser Prozess des Aufwachens angestoßen ist, wird sich die Narkose langsam auflösen. Es werden einige Gefühle verdaut werden wollen. Du musst nichts weiter tun, als deinem Gesamtbewusstsein (also du, dein Unterbewusstsein und dein Höheres Selbst) zu vertrauen. Und langsam aber sicher sinkt der

alte Schmerz in deine Schatzkiste von Erfahrungen.

Dann lässt dich der Opium-Torwächter mit Freude aufwachen und dein Thema wird mit Leichtigkeit beschenkt.

In der Ahnenebene:

Dein Thema berührt etwas in deiner Ahnenwelt, dass nicht verarbeitet werden konnte. Die Gründe dafür sind so vielfältig, dass es nicht sinnvoll erscheint, nach den Ursachen zu suchen. Ein Blick in die Vergangenheit reicht aus, um genug Schrecknisse zu ahnen.
Möglicherweise hast du aber eine konkrete Idee, um was es sich hier handelt. Dies erwartet dann von dir, den Ahnen beim Verarbeiten zu helfen.
Wenn wir heute verstehen, was damals passiert ist UND ES MITFÜHLEN KÖNNEN, es tatsächlich im Herzen bewahren können, dann wachen betäubte Anteile deiner Ahnen wieder auf und gehen endlich an der Hand der Helfer in die Heimat der Seelen zurück.
Finde nun eine mögliche Verbindung deines Themas mit Ereignissen eurer Vergangenheit. Lasse dich von deinem Unterbewusstsein leiten und spüre den Gefühlen nach, die in dir aufsteigen. Nimm sie ernst!
Zum Beispiel könnte man Ekel, Schmerz, Hilflosigkeit und Demütigung begreifen, die eine Frau im Krieg durch feindliche Soldaten erleiden musste. Gleichzeitig kann es auch sein, dass man einem männlichen Vorfahr aus Verrohung, Gruppenhysterie und Entsetzen heraushelfen soll. Urteile nicht.
Die Ahnenwelt wird dein heutiges Thema unterstützen können, wenn du mitfühlend den Weg aus der Betäubung mit ihnen gehst.
Der Opium-Torwächter will nur erreichen, dass GEFÜHLE wieder gefühlt werden wollen.

Auf der Torwächterposition:

Wer oder was kränkt dich bei deinem Thema? Wie entfliehst du der Realität, wenn das passiert? Welche Strategie hast du, um hier mit Frustrationen umzugehen? Misstraust du deinen Fähigkeiten?
Misstrauen und Beleidigung sind die Torwächter-Emotionen, die dir von Opium gezeigt werden. Beides kann von beiden Seiten ausgehen, man misstraut dir und deinen Fähigkeiten oder du misstraust den Menschen oder Situationen.
Du kommst hier nur weiter, wenn du an die Ursprünge solcher Gefühle vordringst. Wann haben sie begonnen und warum?
Es ist nicht so unwahrscheinlich, dass diese Ursprünge in deiner frühen

Kindheit zu finden sind. Und dadurch kann man auch darauf schließen, dass dir solche Verhältnisse gegeben wurden, um andere, viel ältere Geschehnisse endlich zu verarbeiten.

Aber egal, wie alt sie sind: die Lösung bleibt die gleiche. Bei jeder Betäubung, jeder Flucht aus der Realität sollst du dir dessen bewusst werden. Warum flüchtest du jetzt? Welches Gefühl möchte eigentlich in dir aufsteigen?
Und je mehr du solche unangenehmen Gefühle in dein Bewusstsein dringen lässt, desto mehr kann dein Nervensystem „entgiften", also loslassen.
Das vibriert dann eine Weile - und anschließend wirst du eine Erleichterung spüren. Vielleicht auch erst am nächsten Tag, wenn dein Unterbewusstsein seine Arbeit in deinen Träumen geleistet hat.

Diese unangenehmen Gefühle müssen nicht mit konkreten Erinnerungen oder Erlebnissen verknüpft sein. Das würde auch wieder nur zu Denkarbeit im Kopf führen und von der eigentlichen Aufgabe ablenken:
DIE GEFÜHLE AUSVIBRIEREN LASSEN.

Es gibt einen Zustand von Wachheit, der unbedingt erstrebenswert ist. Man wird ihn in mehreren Stufen immer neu erkämpfen müssen. Dein heutiges Thema schenkt dir die Möglichkeit, eine weitere Stufe dieser Wachheit zu erreichen. Vertraue der Kraft dieses Torwächters, der dich an die Hand nehmen möchte zur Erlösung alter Wunden. Wache auf durch Vertrauen in die Kraft von Opium.

In der Seelenebene:
Bei diesem Thema ist ein Teil deiner Seele in einem Zustand der Betäubung hängengeblieben. Es ist, als ob dieser Teil gar nicht zu dir gehört, weil er noch nie aktiv in dein heutiges Leben eingreifen konnte. Eher hat er dich behindert, weil die spontane Reaktion stets eine Art Traumzustand wurde.
Möglicherweise gibt er dir auch die feste Überzeugung, dass man in diesem Thema besser nicht zu tief graben sollte. „Das wird nicht gut ausgehen!" oder „Lass besser die Finger davon!" - solche Botschaften tragen nicht zu Tatkraft in der Gegenwart bei.

Es wird Zeit, der Seele Gelegenheit zum Wachstum zu schenken. Dein heutiges Thema leistet dazu einen wichtigen Beitrag. Der Opium-Torwächter trägt die alten Knoten in dein heutiges Nervensystem.
Und du bist aufgerufen, solche Irritationen ausvibrieren zu lassen.

Nimm die Erinnerungen als das, was sie sind: Erinnerungen.
Sie werden sich nicht zwangsläufig wiederholen.
Diese seelenhomöopathische Aufgabe verlangt nicht nach Neuinszenierung in deinem Leben, sondern nach Verständnis für vergangene Demütigungen und Niederlagen.

Das wichtigste ist jetzt dein Vertrauen in die Kraft dieses mächtigen Torwächters.
Er kann die Betäubung aufheben - aber du musst damit einverstanden sein. Es wird wie ein kalter Wind durch dich hindurchwehen. Und zu gegebener Zeit hört es auf und du kannst dich schütteln. Wieder etwas für die Schatzkiste des Seelenweges geerntet!

Lösungsweg:

Aufwachen

Dein Nervensystem versucht,
eine sehr alte und grundlegende Bedrohung zu entbinden.
Jede einzelne deiner vielen Zellen versucht, daraus zu erwachen.
Es ist die Geburt in deinen neuen Morgen.

Botanik:
Der Schlafmohn gehört zur Familie der Mohngewächse.
Er ist eine der ältesten Heilpflanzen.

Die Samen sind ein hochwertiges Nahrungsmittel und Kosmetikum.
Alle dafür verwendeten Mohnsaaten stammen ausschließlich vom Schlafmohn, verwandte Arten (z. B. Klatschmohn) eignen sich aus verschiedenen Gründen nicht zum Verzehr. Der Morphingehalt von Mohnsaaten in Nahrungsmitteln ist vernachlässigbar, aber vorhanden.
Vom allseits bekannten Klatschmohn unterscheidet sich der Schlafmohn äußerlich durch Farbe (violette Blüten) und Wuchshöhe (bis zu über einem Meter).
Alle Teile der Pflanze enthalten verschiedene Alkaloide, besonders hoch sind sie im Milchsaft, der die Pflanze in einem Adernetz durchzieht. Am höchsten ist die Milchsaftkonzentration in der Fruchtkapsel. Diese wird angeritzt und der austretende Milchsaft „geerntet". Durch verschiedene Verfahren entstehen so

verschiedene Darreichungsformen von Drogen.
Der Name „Opium" ist griechisch und bedeutet etwa „Säftchen".

Schlafmohn wird nachweislich seit der Jungsteinzeit verwendet.
Die berauschende und schmerzstillende Wirkung dürfte auch unseren frühen Vorfahren nicht entgangen sein. Seit dem griechischen Altertum wird Opium als Schlafmittel und Narkotikum genutzt.
Der Missbrauch als Rauschdroge mit psychischer und physischer Abhängigkeit führte immer wieder zu verschiedenen Anwendungsverboten.
In der modernen Medizin werden einzelne Wirkstoffe extrahiert.

In Deutschland ist der Anbau von Schlafmohn genehmigungspflichtig, auch für private Ziergärten. Verstöße werden nach dem Betäubungsmittelgesetzt geahndet! Die für Nahrungszwecke nötigen Mengen werden vor allem in Österreich angebaut.

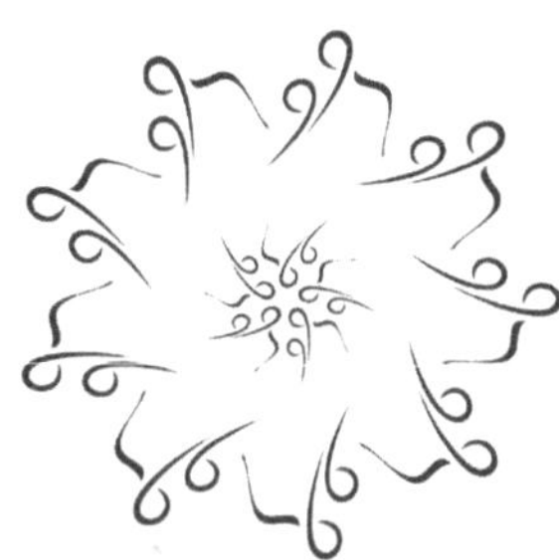

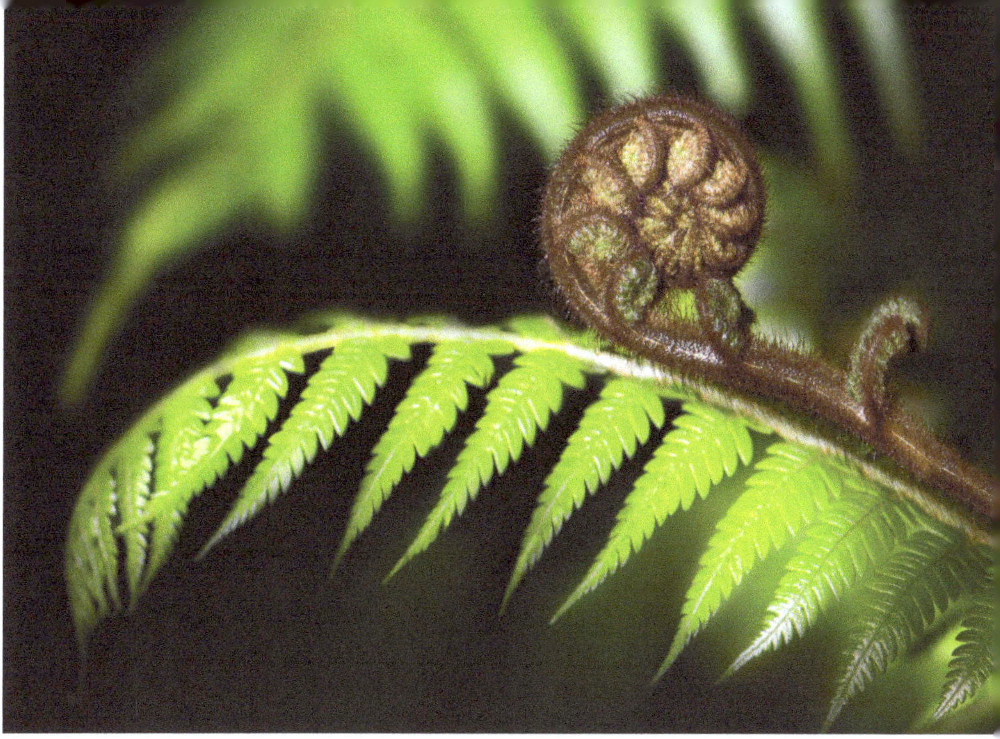

Pteridium aquilinum - Adlerfarn

Gruppenzwang - Individualität

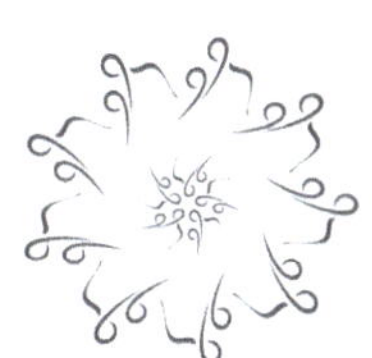

- Gefangen im Schock eines Betruges
- Angst vor Eindringlingen
- Wer gehört zu wem?
- Trifft im Wiederholungszwang die falschen Entscheidungen
- Weiß nicht, wo hinten und vorne ist, verloren
- Kann sich nicht abgrenzen, fühlt sich ausgenutzt/getreten
- Kommt nicht vom Fleck
- Schmerzen durch Bewegung
- Zwischen großem Misstrauen und völliger Aufopferung
- Innere Panik zwingt zu falscher Höflichkeit

Gruppenzwang

Sich in einer großen Gruppe von „Gleichgesinnten" zu befinden schafft Sicherheit. Vieles ist bereits geregelt, vor vielem wird man beschützt. Das Leben verläuft in geregelten, ruhigen Bahnen und ist vorhersehbar. Man hat einen Platz, man ist nicht allein und Probleme werden gemeinsam gelöst. Das klingt doch nach einem Idealzustand, um die Herausforderungen des Lebens zu bewältigen?!?

Für viele Menschen trifft dies bestimmt zu. Grob gesagt, für alle, die sich auf dem gleichen Entwicklungsstand befinden, der von dieser Gruppe repräsentiert wird. Aber was ist mit all denen, die längst ganz andere Erfahrungen machen könnten und sollten? Die im Grunde genommen hungrig sind nach Wachstum oder Veränderung?

Für diese Menschen beginnt ein Wachstumsprozess, der ganz unvorhersehbare Wege nehmen wird.
Und darin ist bereits die Kernangst benannt: es wird unvorhersehbar. Sich dazu entschließen bedeutet, die warmen und sicheren Grenzen zu verlassen.
Aber was kommt danach? Bin ich überhaupt geeignet dafür, einen eigenen Weg zu finden? Ich werde vernichtet werden! Ich werde verlorengehen, alles verlieren.

Nicht unbedingt als klare Problemstellung wird sich dieser Konflikt präsentieren, sondern eher als blitzschnelle Entscheidung, die immer wieder getroffen wird. Nämlich immer dann, wenn man eigentlich eine bestimmte Empfindung oder Meinung hat, die aber nicht mit der Gruppenmeinung zusammenpasst. Lange Zeit passt man sich automatisch lieber an, denn der Verlust der Gruppe wäre einfach nicht erträglich. Noch nicht.
Lieber glaubt man den Versprechungen - Verheißungen? - denen der Gruppengeist folgt.
„Die werden das auch viel besser wissen als ich" wäre so ein typischer Gedanke in der Ablösungsphase. Man gibt sich zufrieden und übernimmt die „Sprache" der Gruppe, die mehr und mehr zu Floskeln wird, die man nachspricht.
Die wirklichen Gefühle entfernen sich immer weiter von dem, was man als Person von sich zeigt und über sich spricht.

Man passt sich also an und funktioniert. Es entsteht eine Spaltung im Innern, in der Persönlichkeit. Und völlig logisch ist so eine Spaltung anstrengend. Man muss aufpassen, was man sagt und tut. Spontane Bewegung ist verboten, weil gefährlich. Und „Abweichler", die sich trauen, etwas anders zu machen, müssen bekämpft werden. Individualität wird zu etwas Bedrohlichem.

Wenn sich so ein Konflikt über lange Zeit hinzieht, können die Körperstrukturen davon in Mitleidenschaft gezogen werden.
Alles wird bedrückend, und entsprechend kann sich der Blut"druck" erhöhen. Das Herz legt sich einen Panzer zu. Auch die Beweglichkeit der Gelenke, speziell der Wirbelsäule, wird immer eingeschränkter. Jede „lebendige" Regung verursacht Stress und Anspannung. Häufiger Harndrang ist ein typisches Symptom solcher Unterordnung unter den Gruppenzwang.

An solchen Schnittstellen der Entwicklung, solchen Kreuzungen der Veränderung kann der Adlerfarn behilflich sein.

In der Phase der Ablösung aus einer Gruppe schwankt man hin und her zwischen dem Vertrauten und dem Neuen, Fremden. Man weiß nicht genau, wohin man gehört und kann sich nicht genug abgrenzen, weil man gerade die Grenzen verliert. Alle diese Empfindungen werden vom Adlerfarn beleuchtet. Er hilft dabei, zu erkennen, wenn man sich nicht (mehr) authentisch verhält - und man versteht dadurch vor allem, dass man dies aus Angst tut.

Früher oder später kommt der Moment, in dem man sich traut, genau hinzusehen und ganz aufzuwachen.
Man kann am Ende der Lektion dieses Torwächters sich selbst so annehmen, wie man ist. Mit allen Bedürfnissen und Formen, egal, was die bisherige Gruppe dazu meint. Man wird die Kraft für Abschied und Neuanfang haben, weil endlich die eigenen Bedürfnisse wichtiger sind als der Nestschutz einer Gruppe, aus der man sich herausentwickelt hat.

Der Adlerfarn ist der Torwächter dieser Authentizität.

In der persönlichen Ebene:
Deine Frage beschert dir den Adlerfarn-Torwächter.
Hier geht es also um die Überprüfung deiner Absichten oder Handlungen auf ihre Authentizität im Hinblick auf deine „wahren" Bedürfnisse. Selbstverständlich hast du jederzeit das Recht, deine Wünsche und Taten an die Bedürfnisse deiner Umgebung anzupassen. Diese Umgebung - welche ist das eigentlich im Hinblick auf deine Frage? Das könnte also deine Familie sein, die Herkunftsfamilie oder die Gegenwartsfamilie (selbst wenn es „nur" eine Partnerschaft ist). Genauso wird aber der Arbeitsplatz und alle seine Mitarbeiter sowie die Ideologie dieser Arbeitsstelle zur Gruppe, der man sich anpassen möchte. Eine Ideologie ist zum Beispiel die Gewinnorientierung oder jede andere „Ausrichtung", die hier als Erfolgsziel formuliert wurde.

Auch jede andere Gruppierung, in der man sich aufhält, ist in der Lage, einen Gruppenzwang auszuüben. Mit welchen Zielen steht also deine heutige Frage in Zusammenhang?

Hast du Angst davor, falsche Entscheidungen zu treffen? Dann hast du bereits - was das Thema deiner Frage betrifft - den inneren Kompass verloren.
Du möchtest etwas erfüllen, was deiner spontanen Intuition nicht selbstverständlich ist. Was würde passieren, wenn deine Frage nicht zu einem Erfolg geführt wird? Wer oder was würde dich kritisieren und was würdest du verlieren?

Die Aufgabe dieses Torwächters lautet: Prüfe, wem ein erfolgreiches Ergebnis deiner Frage dient. Nur der entsprechenden Gruppe oder deinem persönlichen Wachstum?

In der Ahnenebene:
Mit dem Thema deiner Frage haben sich auch manche Menschen deiner Ahnenreihe beschäftigt. War es ihnen möglich, dem Druck der entsprechenden Gruppe zu entgehen? Hat jemand einen hohen Preis dafür bezahlt, seiner persönlichen Intuition gefolgt zu sein? Oder hat man sich im Gegenteil unter das Diktat der Gruppenmeinung gebeugt - und darunter Groll oder Frustration angesammelt? Jedenfalls erreicht dich als Führungs- oder Versorgungskraft der Auftrag, dich mit dem Thema Gruppenzwang auseinanderzusetzen. Gibt es ein bestimmtes Ideal zu erfüllen? Sollst du etwas gutmachen, wo manche deiner Vorfahren gescheitert sind? Oder geht es gar um religiöse Dogmen, die man nicht verletzen darf?
Finde deine eigenen Konturen. Deine wirklich persönlichen Ansichten, ohne Rücksicht auf vorgegebene Maßstäbe. Und finde danach den Mut, sie in die Tat umzusetzen. Deine Ahnen werden dich für diesen Mut wertschätzen!

Auf der Torwächterposition:
Hier geht es für dich erst weiter, wenn du den Torwächter Authentizität passieren kannst. Du wirst vom Adlerfarn dazu aufgerufen, deine persönlichen Ziele und Fragen auch tatsächlich „persönlich“ zu nehmen.
Es kann passieren, dass du aufwachst mit der Erkenntnis, deine Bemühungen bisher an fremde Maßstäbe angepasst zu haben.
Dann heißt die bittere Erkenntnis, dass du dein eigenes Selbst um seine Entwicklung „betrogen“ hast - was natürlich auch eine Form von Erfahrung ist. Vielleicht sogar eine sehr nötige Erfahrung!
Aber dein Selbst wird nicht erfreut sein, dass es verbogen und beschnitten

wurde. Ganz wie im Märchen von Aschenputtel passt der Schuh nun mal nur an den richtigen Fuß und es nutzt nichts, sich ein Stück Ferse abzuschneiden, weil man so gern Prinzessin wäre.

Bringe also den Inhalt deiner Frage mit solchen Überlegungen in Einklang. Der Adlerfarn kann dir dabei helfen, aus dem Korsett der vorgegebenen Ansichten zu entkommen und dich selbst wieder zu fühlen. Das kannst du nämlich ganz sicher spätestens dann, wenn du wieder weißt, wo du eigentlich hinwillst und wer wirklich zu dir passt.

In der Seelenebene:
Es gibt Erinnerungen zu deinem Thema, die deine Seele - wieder oder immer noch - beschäftigen. Wieviel wurde bereits durch falsche Höflichkeit und Rücksichtnahme auf die Bedürfnisse Anderer verpasst? Wieviel Entwicklung soll noch hinausgeschoben werden, weil „Aufopferung" immer noch als positive Eigenschaft gilt?

Wovor hast du Angst? Was könnte bei deinem Thema gefährlich sein? Deine Seele kann Geschichten erinnern, wo in bester Absicht gelebte Entscheidungen in Schmerz und Misserfolg endeten. Das soll lieber nicht nochmal passieren!
Also steht der Adlerfarn-Torwächter bereit, um dich bei deiner heutigen Frage zum Aufwachen zu ermuntern.

Du kannst heute ertragen, die Gruppe - Ideologie, Religion, Dogma - zu verlieren. Du bist bereit, auch die negativen Seiten solcher Verhältnisse zu sehen und zu verstehen. Und vor allem kannst du die Ausbeutung erkennen, die sich hinter jedem Dogma versteckt. Die Wahrheit lässt immer auch die Freiheit zu. Selbst die Freiheit, einem Dogma zu verfallen.

Finde wieder deinen ureigenen Wert als Person, als Seele oder als Mitglied einer Gemeinschaft. Du bist wertvoll einfach weil du ein Teil bist.
Egal, wie du „gestrickt" bist. Löse deine heutige Frage in diesem Bewusstsein.

Lösungsweg:

Individualität

Wenn du all die Eigenarten deines Körpers
und deines Ausdrucks wieder liebevoll annimmst ...
kann sich der Kreis endlich schließen und du wirst aus der Hypnose des Schocks erwachen. Du bist wertvoll.

Botanik:
Der Adlerfarn gehört zur Familie der Adlerfarngewächse und ist weltweit verbreitet. Auf sauren oder nährstoffarmen Böden bildet er Massenbestände und kann andere Vegetationen verdrängen.

Adlerfarn bildet im Boden Rhizome, welche sich kriechend ausbreiten. Außerdem lebt er in Symbiose mit einem bestimmten Pilz, der ihm eine gesteigerte Phosphatversorgung gewährt. Außer durch Rhizomausbreitung kann der Adlerfarn auch eine geschlechtliche Vermehrung durch Sporenbildung vollziehen.

Die gesamte Pflanze ist giftig, besonders die jungen Blätter. Es sind Blausäure und eine große Bandbreite verschiedener anderer Giftstoffe enthalten.
Bei Tieren beobachtet man Folgen im zentralen Nervensystem mit motorischen Störungen, aber auch Blutungen aus allen Körperöffnungen sowie Darm- und Blasenkrebs. Die Blätter behalten ihre Giftigkeit auch nach der Trocknung!
Fressen Kühe solche Blätter mit ihrem Heu, entsteht eine auch für Menschen schädliche Milch.

Trotz seiner Giftigkeit stehen die jungen Wedel oder die Rhizome auf einigen Speiseplänen in der ganzen Welt.
Mittlerweile bringt man das vermehrte regionale Auftreten von Karzinomen der Speiseröhre und des Magens mit solchen Gewohnheiten in Verbindung.
In asiatischen Ländern hat man allerdings Methoden entwickelt, die Gifte zu entfernen (Natron!) und kann also gefahrlos Adlerfarn verspeisen.

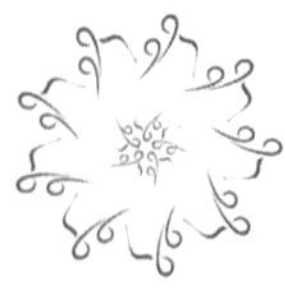

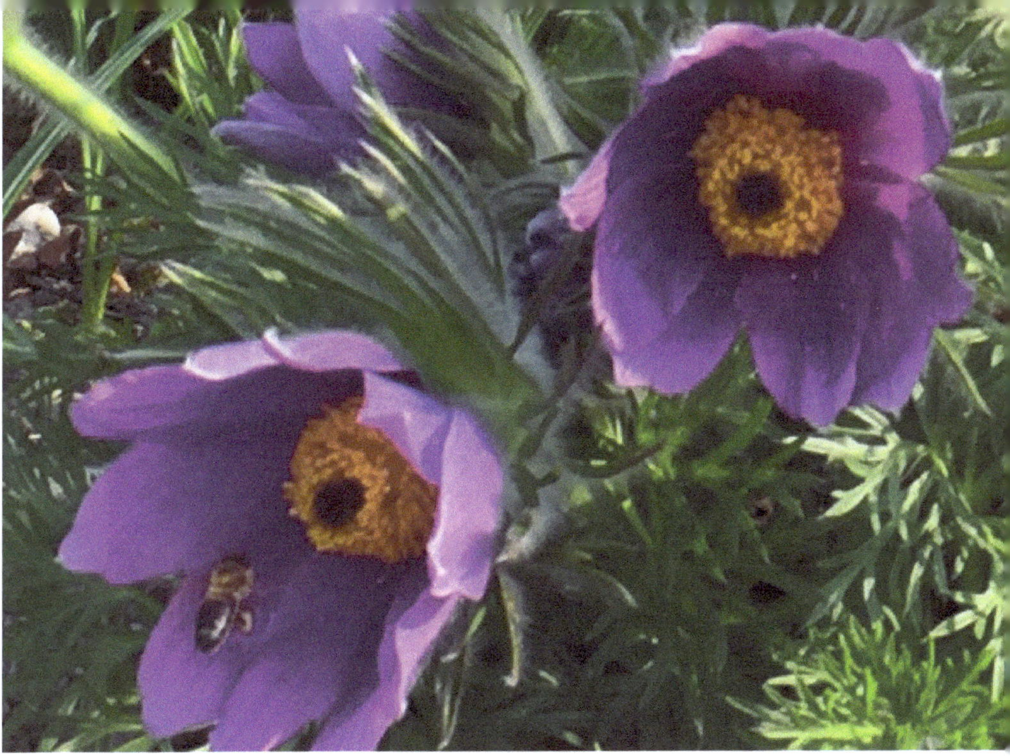

Pulsatilla vulgaris - Kühchenschelle
Bedürftigkeit - Befriedigung

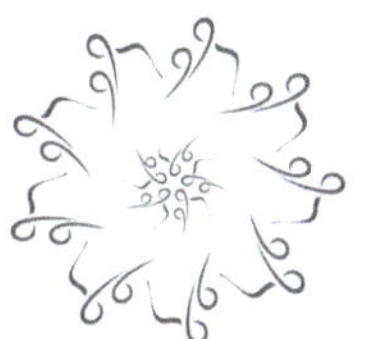

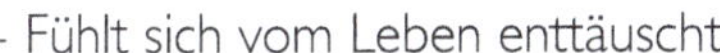

- Fühlt sich vom Leben enttäuscht
- Das eigene Bedürfnis kann nicht gestillt werden
- Hat starkes Heimweh, wie allein auf der Welt
- Zwanghafte Sehnsucht nach Halt und Geborgenheit
- Sucht immer nach Harmonie und schafft das nie
- Wechselspiel aus Dogmatismus und Unentschlossenheit
- Fühlt sich um das eigene ICH betrogen
- Sich zu erinnern - bewirkt, ohne Gefühl zu sein

Bedürftigkeit

Jedes Lebewesen hat Bedürfnisse. Manche davon müssen zwingend befriedigt werden, um am Leben bleiben zu können, andere Bedürfnisse entstehen durch wachsende Ansprüche, also durch Erfahrungen.
Die Befriedigung von Bedürfnissen ist der Motor dieses Daseins.

Werden Bedürfnisse nicht oder nicht mehr befriedigt, entsteht Bedürftigkeit.
Jedes Lebewesen sucht auf seine Art nach Abhilfe.
Ein kleines Menschlein wird schreien, damit jemand kommt und hilft.
Ein etwas größeres Menschlein wird seine Fähigkeiten einsetzen und zum Beispiel schmeichelnde Blicke, Überredungskünste oder ähnliches einsetzen. Ganz ähnlich verhalten sich Haustiere. Wir kennen diese „Methoden" und freuen uns sogar darüber. Es befriedigt ja auch den Erwachsenen, solche Bedürfnisse zu stillen.

Im Laufe des Lebens entwickelt der Mensch weitere „Techniken", um seine Bedürfnisse nach Nähe oder Triebbefriedigung erfüllt zu bekommen.
Normalerweise beruht das auf Austausch.

Aber jeder von uns hat auch schon erlebt, seine Bedürfnisse nicht befriedigt zu bekommen. Erwachsen zu werden hat immer auch die Aufgabe, damit klar zu kommen. Und im Großen und Ganzen schaffen wir das auch alle, wären da nicht solche tiefsitzenden Sehnsüchte nach - ja, wonach eigentlich?

Es ist schwer zu sagen, woher die Erinnerungen an totale Geborgenheit oder Verschmelzung kommen.
Selbstaufgabe als höchstes Glück zu erleben ist gefährlich.
Der Schritt zu Abkürzungen mithilfe von Drogen ist nicht weit. Im Orgasmus hat die Natur für den Menschen solche kleinen „Auszeiten" vorgesehen. Wenn aber das Nervensystem durch Stress belastet ist, verkleinert oder verschließt sich diese Möglichkeit.
Am ehesten könnten es Impressionen einer behüteten Zeit im Mutterleib sein - oder es sind tatsächlich Urerinnerungen aus einer Zeit ohne stofflichen Körper.
Wir wissen es einfach nicht. Aber Seligkeit ist uns ein hohes Gut.

Nicht in jedem Menschen ist der Drang zur Seligkeit gleich stark ausgeprägt.
Es gibt noch genug andere Bühnen der Selbstfindung in einem Leben.
Wenn aber solcher Drang nach Verschmelzung sehr laut in der Seele ruft, werden Enttäuschungen vorprogrammiert sein.
Es können ja immer nur kurze glückliche Momente sein. Erwartet man aber vom Leben oder von nahestehenden Menschen die Befriedigung solcher Sehnsucht,

wird man eben zwangsläufig enttäuscht werden.

Das Gefühl der Enttäuschung schmerzt!
Es wird nach einigen weiteren - natürlich vergeblichen - Versuchen, die Seligkeit und völlige Harmonie zu erreichen, zu einem wunden Punkt. Man möchte so gerne, aber man weiß so langsam, dass es nicht gelingen wird.
Ungestillte Bedürftigkeit und Angst vor Verletzung halten sich die Waage, es entsteht Unentschlossenheit. Man kann sich weder für die Hingabe entscheiden, noch für den Abstand. Gleichzeitig kann man nicht loslassen, denn immerhin könnte ja ...

In diesem Zustand berührt die Pulsatilla.
Sie ist die Torwächterin dieses quengeligen Zustands. Es kann nicht darum gehen, das eine oder das andere zu erreichen. Was hier fehlt ist das Aufwachen in der Begrenztheit des Daseins. Es kann hier keine dauerhafte Glückseligkeit geben, keine ewige Liebe oder totale Befriedigung. Die Pulsatilla ist die bittere und heilsame Medizin für die schmerzhaft Enttäuschten.

Lässt man sich auf die Berührung dieses Torwächters ein, kann aus der Unentschlossenheit ein neuer Schritt ins Leben entstehen.
Man sieht die bisherigen Versuche, Harmonie, Vollkommenheit oder Geborgenheit zu erlangen, endlich als unzulänglich an. Man kann sie tatsächlich loslassen und Schritte in die „richtige" Richtung machen. Wie immer auch diese Schritte aussehen mögen, sie werden nicht bequem sein. Einen süßen Traum loszulassen kostet Überwindung und viel Entschlossenheit und Mut.
Der Lohn solcher „Aufwacharbeit" kann paradoxerweise genau das hervorbringen, was man so lange vergeblich gesucht hat. Allerdings eben in einem vernünftigen, weil menschenmöglichen Ausmaß.

In der persönlichen Ebene:
Mit deiner Frage ist die Pulsatilla-Torwächterin verbunden. In deiner persönlichen Ebene wird es also (thematisch mit deiner Frage verbunden) einen Bereich geben, in dem du dich enttäuscht fühlst. Das kann ganz groß allgemein vom Leben an sich sein, oder aber konkret von Personen, Institutionen oder Verhältnissen, von denen du eigentlich mehr Erfüllung deiner Bedürfnisse erwartet hast.
Hast du vielleicht den falschen Berufsweg gewählt und stellst nun fest, dass du deine Bedürfnisse damit niemals wirst befriedigen können? Und nun stehst du davor und kannst dich einfach nicht entscheiden, wie es weitergehen soll?
Hast du vielleicht eine Partnerschaft, die so „vor sich hin" lebt, ohne dich

glücklich zu machen?
Du könntest dich entscheiden, etwas zu beenden. Aber du bist unentschlossen.

Es gibt eine grundsätzliche Frustration, die dir aber unausweichlich erscheint. Nach dem Motto: „Besser wird es sowieso nicht". Gleichzeitig drückst du deine Enttäuschung aber auf irgendeine Art aus, durch „Nölen" oder „Gemecker". Oder wie äußert sich die Enttäuschung bei dir?

Suche nach dem Dogma in deinen Gedanken.
Etwas nach dem Motto „Das kann nicht anders sein" oder „Nur hier gehöre ich hin" oder „Ich werde es allen zeigen" . Darin versteckt sich die alte Erwartung, eine Belohnung zu erhalten, wenn du „es" geschafft hast.
Die Pulsatilla weist dich auf die Täuschung hin. Es ist diese Täuschung, welche deine Enttäuschung verursacht.
Nimm also gern die Hilfe dieses Torwächters an, um aus alten Sehnsüchten zu erwachen. Damit es weitergehen kann - mit deinem Thema und mit dir.
Damit es eine Chance gibt, dass deine Bedürfnisse befriedigt werden.

In der Ahnenebene:
Es war manchen deiner Ahnen sehr wichtig, an bestimmten Verhältnissen festzuhalten, obwohl diese sie nicht glücklich gemacht haben. Damit sind nicht die äußeren Lebensumstände gemeint, sondern innere Überzeugungen, wie „es zu sein hat". Bei deinem Thema bekommen diese Dogmen wieder Kraft. Glaube ihnen nicht so ohne Weiteres!
Du kannst mit Hilfe der Pulsatilla verstehen, warum sie eigentlich bedürftig waren - zum Beispiel nach Aufmerksamkeit, Lob oder Respekt. Sie waren auf ihre Art enttäuscht und haben das auch ihre Umwelt spüren lassen. Aber du siehst die Sache ja jetzt aus einem anderen Blickwinkel.
Die Pulsatilla hat die Kraft, dir eine realistische Führungskraft oder Versorgungskraft zu vermitteln.
Am Ende werden deine Bedürfnisse dadurch zufriedenstellend erfüllt werden.

Auf der Torwächterposition:
Um dein Thema zu einem guten Ende zu bringen erwartet dieser Torwächter von dir Entschlossenheit. Ein Teil von dir träumt in diesem Zusammenhang von geborgener Gemeinschaft. In welcher Hinsicht erwartest du Hilfe oder Schutz von Personen oder Institutionen? Erstmal bezogen auf dein Thema, vielleicht aber sogar als Persönlichkeitsanteil. Oder ist gerade das Gegenteil der Fall und du bist fest davon überzeugt, Schutz und Geborgenheit sowieso nicht zu bekommen?

Beides sind zwei Seiten der gleichen Münze.
Durch die vergebliche Suche nach Halt und Geborgenheit sind manche Teile deiner Persönlichkeit wie betäubt.
Entschließe dich jetzt, sie wieder wahrzunehmen!
Es ist nichts peinliches am Bedürfnis, Schutz zu bekommen.
Im Fall einer Pulsatilla-Torwächterin geht es darum, aus der Suche nach umfassender Versorgung aufzuwachen.
Tief in uns wohnt die Erinnerung an die „Vollversorgung" während der Embryonalzeit. Man kann in dieser Zeit alle „Lebensaufgaben" erfüllen, weil für alle „Rohstoffe" ständig gesorgt wird.
Leben heißt in diesem Fall einfach Wachstum. Zwar gibt es dafür Baupläne, aber die Ausführung verbraucht auch Seelenkraft. Egal, ob man bereits endgültig im neuen Körper Platz genommen hat oder noch Zeiten in der näheren Umgebung verbringt, man ist doch bereits tief verwurzelt in diesem neuen Leben.
In gewissem Sinn nimmt man auch an den Erlebnissen der Mutter teil.

Zum einen existiert also eine Erinnerung an diese „Vollpension", bei der man wie beim Malen nach Zahlen genau geleitet wird. Dahin könnte man sich manchmal zurückwünschen, wenn das echte Leben mal wieder Enttäuschungen bereithält. Andererseits kann es sein, dass in dieser Zeit schwere Irritationen das ruhige Wachstum gestört haben. Schon der Gedanke der Mutter ans „Loswerden" - auch mit „harmlosen" Methoden wie exessivem Sport oder heißen Bädern - verursacht beim Embryo Stress. Werden härtere Versuche gestartet, kann das Vertrauen des wachsenden Menschleins in Geborgenheit und Sicherheit ein Leben lang gestört sein - vorausgesetzt, es hat diese Versuche überlebt.

Es lohnt sich bei diesem Torwächter immer, solche embryologischen Gefühle in Betracht zu ziehen. Besonders dann, wenn man seine eigenen Gefühle nicht verstehen kann. Die Gefühlswelt der Embryonalzeit steckt in allen Zellen, sozusagen noch eine Etage tiefer als „in den Knochen". Alle namenlosen Ängste sind nicht weniger real, wenn ihnen der Anker in konkreten Erlebnissen fehlt.

Mit Pulsatilla als Torwächterin steht man also vor der Aufgabe, sich seinen Enttäuschungen und Hilflosigkeiten zu stellen. Man muss tatsächlich daraus aufwachen, um den nächsten sinnvollen Schritt finden zu können.
Es gilt wie immer das Mantra der Ahnenmedizin:
„Es kommt, um gehen zu dürfen."

Behütung und Schutz werden immer dann aufgerufen, wenn wir ehrlich darum fragen. Wir dürfen nur nicht erwarten, dass die Form solchen Schutzes sofort von uns verstanden werden kann.

Der Pulsatilla-Torwächter ist wie ein kalter Wasserguss, der aufweckt zum Leben. Mache dich auf die Suche nach echter Befriedigung.

In der Seelenebene:
Ist es so, wie du es dir vorgestellt hast?
Dein Leben, soweit es dein heutiges Thema betrifft?
Die Pulsatilla-Torwächterin prüft deine Seele auf ihre Wachheit.

Gibt es bei deinem Thema Tendenzen in dir, dich in eine harmonische und geborgene Traumwelt zu flüchten? Suchst du zuerst die Harmonie und dann den Erfolg?
Es kann ein sehr enttäuschendes Gefühl sein, viele Schwierigkeiten bewältigen zu müssen. Allzu oft wird uns vorgegaukelt, man müsse nur fest an sein Ziel glauben und die richtigen Wünsche in die Seelenwelt abschicken. Und dann klappt es bei einem selbst manchmal so gar nicht.
Aber bei wem soll man sich beschweren?
Ein großer Fehler ist es, in diesem Zustand in Dogmen zu verfallen. In jedem Dogma steckt ja das Versprechen auf einen Lohn - meistens in ferner Zukunft. Aber man hört in einem Dogma immer auf, selbständig zu urteilen, zu fühlen und zu handeln. Es ist ja scheinbar schon geklärt, wie es zu laufen hat.
Der freie Austausch mit dem Fluss des eigenen Lebens wird dadurch gebremst. Es ist vorhersehbar, wie es weitergeht mit diesem Leben - nämlich nach den Regeln des Dogmas. Gefühle müssen nicht mehr hochkochen, obwohl man von bestimmten Dingen oder Verhältnissen sehr enttäuscht ist.
Diese Torwächterin will dich auf einen solchen „narkotisierten" Zustand aufmerksam machen.
Erinnere dich an ganz ursprüngliche Bedürfnisse, dein Thema betreffend.
Und ziehe anschließend Bilanz, wo du gerade wirklich stehst. Niemand anders ist schuld. Du selbst begrenzt die Verwirklichung deiner Wünsche, weil ein Teil deiner Seele in alten Enttäuschungen und Bedürftigkeit feststeckt.

Sobald du aufgewacht bist, werden die nächsten Schritte vor deinen Füßen liegen.

Lösungsweg:

Befriedigung

Du entbindest einen sehr alten „narkotisierten" Zustand.
Alle unangenehmen Gefühle kommen nur - um zu gehen ...
Es ist die Geburt eines wichtigen Seelenteils von dir.
Wisse deine Seele behütet - auf ihrem Weg nach Hause.

Botanik:
Die Kuhschelle gehört zur Familie der Hahnenfußgewächse. Man empfand früher die Blüte als einer kleinen Kuhglocke ähnelnd, daher der Name „Kühchenschelle", der sich zur „Küchenschelle" verschliffen hat, ohne mit einer Küche zu tun zu haben.
Der lateinische Name Pulsatilla wird von „pulsare" = „läuten, stoßen, anschlagen" hergeleitet und bezieht sich also auch auf die Glockenform der Blüte.

Die Kuhschelle treibt ihre Wurzel bis zu einem Meter tief in die Erde.
Die Wuchshöhe erreicht bis vierzig Zentimeter. Die Blätter bilden eine Rosette, die behaarten Blüten, meist lila gefärbt, stehen auf einzelnen Stängeln.
Sie enthalten reichlich Nektar und Pollen.

Pulsatilla vulgaris ist in Europa verbreitet, als wildwachsende Pflanze aber recht selten geworden. Sie braucht kalkreichen, sonnigen Boden mit einer gewissen Wärme. Bei Überdüngung und Verschattung verschwindet sie schnell.

Alle Pflanzenteile sind giftig. Das Protoanemonin, welches in allen Hahnenfußgewächsen vorkommt, löst auf Haut und Schleimhaut Vergiftungserscheinungen wie Rötung, Juckreiz und Blasenbildung aus.
Innerlich schädigt es das Nervensystem.
In früheren Zeiten fand man die Pflanze recht unheimlich und verband allerlei Aberglauben mit ihr.

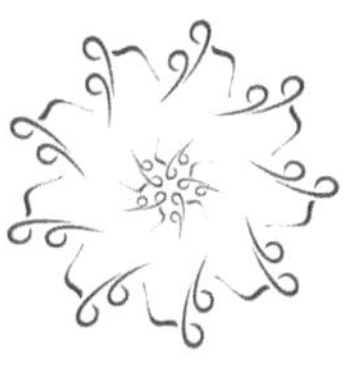

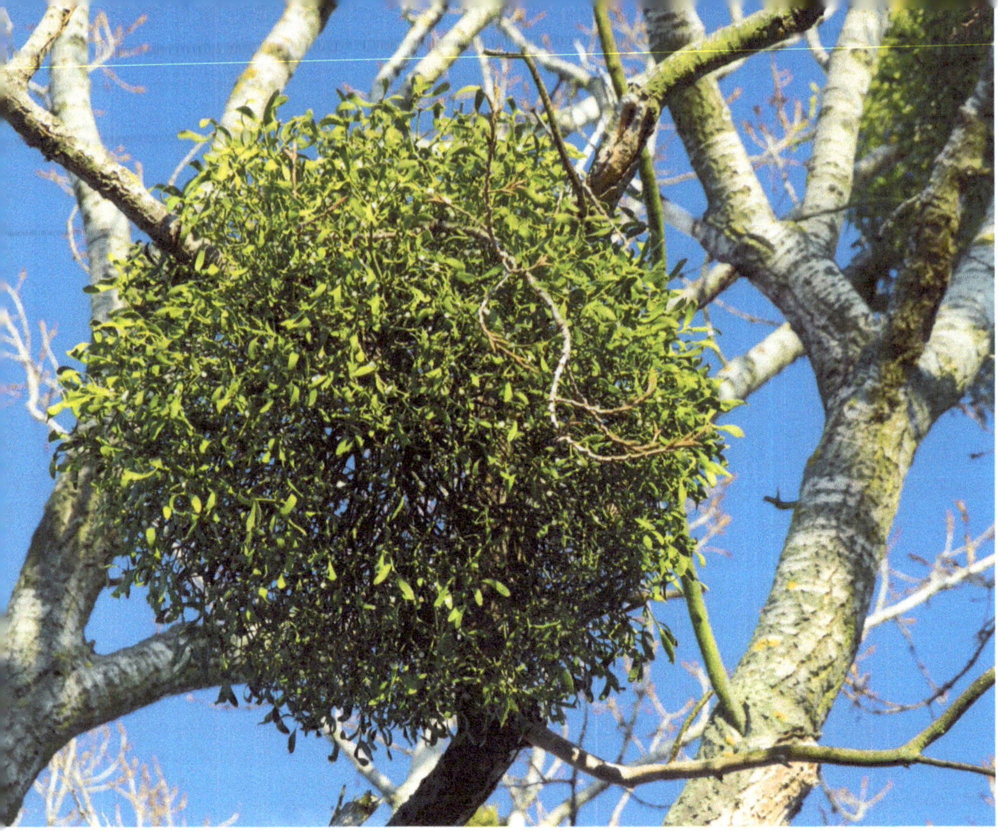

Viscum album - Mistel
Zumutung - Versöhnung

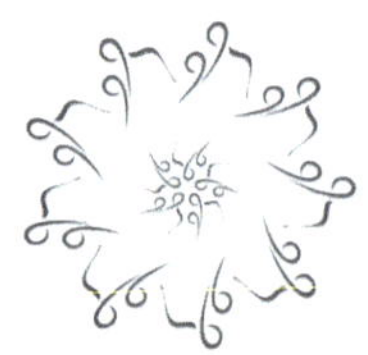

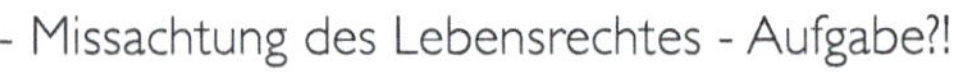

- Missachtung des Lebensrechtes - Aufgabe?!
- Fühlt sich nicht beachtet, unwert, weggeworfen
- Sehnsüchtige Mutterliebe verhindert das eigentliche Leben
- Das Herz kommt nicht vom Fleck, wie festgekrallt
- Zwanghaftes Schweigen der geschockten Empörung
- Wäre am liebsten nicht geboren, nicht so!
- Rückzug in einen unbelüfteten Raum
- Tief schwelender Vorwurf an den Vater

Zumutung

Das ist ja wohl eine Zumutung!

Man kennt diesen Satz aus eigener Erfahrung, oder?
Wann und warum spricht man ihn aus? Wenn etwas oder jemand inakzeptabel ist. Dazu gehört als Voraussetzung die Erfahrung von „besseren" Verhältnissen.

Glücklich sind nun jene, die in solchem Fall sich einfach umdrehen und weggehen können.

Was passiert aber, wenn das nicht möglich ist? Wenn man auf das eigentlich unzumutbare Angebot angewiesen ist?
Ein paar simple Beispiele:

- Eine Doppelbelegung im Hotel, an der man sicher nicht Schuld ist. Man bekommt noch ein Zimmer, das man ja auch dringend braucht, aber es ist muffig, laut, eng oder schmutzig.
  Wie wird man die Nacht verbringen?
- Das Gleiche gilt für die Wohnungssuche. Ehe man gar nichts hat, ist man bereit, auch eine unzumutbare Wohnung direkt an der Autobahn, einer Fabrik oder ähnlichem zu mieten.
- Arbeitsstellen können immer häufiger unzumutbare Bedingungen haben. Man kann dann von Ausbeutung sprechen, aber wer in Not ist, wird trotzdem bleiben.
- Ein volles Wartezimmer, eine endlose Telefonwarteschleife, überhöhte Preise für lebenswichtige Dinge - immer gibt es ein Bedürfnis, das dazu zwingt, die Zumutung auszuhalten.

Bringen wir das Ganze jetzt auf eine ahnenmedizinische Ebene.

Jeder Mensch hat eine Vorstellung von einem guten Leben. Diese Vorstellungen unterscheiden sich von Mensch zu Mensch, das spielt aber keine Rolle. Jeder wird seine Träume und Maßstäbe in sein individuelles Leben einbringen. Woher kommen diese Träume und Maßstäbe? Und warum haben Geschwister, die im Großen und Ganzen dem gleichen Umfeld „ausgesetzt" sind, trotzdem oft ganz unterschiedliche Träume und Maßstäbe für ein gelungenes Leben?
Selbst bei solchen simplen Fragen drängt sich das Konzept der Seelenentwicklung auf.
Mit seinen individuellen Maßstäben beurteilt ein Mensch seine Lebenserfahrungen als zumutbar oder unzumutbar.

Das Leben kümmert sich nicht um die Ansichten, die ein Mensch zu seinen Lebensumständen hat. Es vollzieht sich nach viel größeren Maßstäben und Gesetzmäßigkeiten. Ein Mensch taucht zu bestimmten Zeiten in dieses Leben ein. Die Mischung aus Umweltbedingungen, Gesellschaftsnormen und Familie baut den Rahmen, in dem sich dieses Leben nun vollziehen wird. Verändern lassen sich diese Verhältnisse erstmal nicht, man muss halt „was draus machen".

Wie fühlt es sich an, wenn fundamental wichtige Sehnsüchte und Erwartungen in diesem Leben nicht verwirklicht werden können? Einfach, weil die Bedingungen dafür gar nicht existieren? Ab dem Moment, wo man ahnt, dass man das erstmal „vergessen" kann, entstehen gleichzeitig eine hoffnungslose Sehnsucht nach dem Unerreichbaren und ein Vorwurf an die unzumutbaren Bedingungen, denen man ausgesetzt ist.

„Nicht so!"

Man kann sich gegen den Zwang der Lebensumstände ein Leben lang auflehnen. Das Herz bleibt dann an diesen Umständen wie festgekrallt. Die schockierende Erkenntnis, niemals die Sehnsucht oder die Lebensvision verwirklichen zu können, friert jede Entwicklung ein. Lieber wäre man jetzt tot!
Was soll das Ganze überhaupt noch?
Weil aber das Leben um einen herum wie immer einfach weitergeht, zieht man sich mit diesen Gefühlen in ein inneres Kämmerchen zurück.
Nach außen funktioniert man zwar, aber die echte Herzenswärme, das wirkliche Lebensfeuer ist eingesperrt.

Selbstverständlich sucht man nach einem Schuldigen, das ist sehr menschlich. Oft genug ist der einzige Schuldige aber „das Leben", mag man es nun Schicksal nennen oder Karma, Strafe oder Pech. Und genau deshalb richtet man die Vorwürfe innerlich wie ein kleines Kind an die inneren Eltern. Man kann sich hier durchaus ein trotziges Kleinkind vorstellen, das die Eltern beschimpft, weil es seinen Willen nicht bekommt. Manche Teile der menschlichen Persönlichkeit können tatsächlich an diesem Punkt steckenbleiben. Eine quasi erwachsenere Version davon ist der Hader mit Gottvater oder Erdmutter, die man als „Schicksalsboten" anklagt.

Die Mistel-Torwächterin berührt diese Gefühle.
Als Pflanze krallt sie sich an einem Baum fest und „benutzt" ihn, um ihren eigenen kleinen Stoffwechsel ausführen zu können. Sie wird niemals in der Lage sein, selbständig in Kontakt mit der „Erde" zu gehen.
Zum Teil bleibt sie immer unirdisch. Homöopathisch berührt sie Zustände von

Bluthochdruck und Arthrose, auch die Fremdbesetzung durch Krebszellen. Übellaunigkeit und gedrückte Stimmung sind Leitsymptome des Gefühlsausdrucks.
Aber im erlösten Zustand symbolisiert die Mistel ein Tor zwischen den Welten des Diesseits und des Jenseits.

Ahnenmedizinisch berührt sie dadurch den Kernkonflikt der Versöhnung mit dem eigenen Schicksal.
Das Hin und Her zwischen „Leben" und „Verweigerung von Leben", von Geburt und Nicht-Geboren-Sein-Wollen ist der Ausdruck der Mistel.
Sie steht genau an der Schwelle, ist ein bisschen hier und ein bisschen dort. Dieser einzigartige Platz kann dabei helfen, sich selbst aus diesem Zustand herauszubewegen. Wenn man begreift, dass man an einer bestimmten Stelle des Lebens immer noch am Rand des Schwimmbeckens steht und mit der Zehe das Wasser nur vorsichtig berührt, anstatt endlich loszuschwimmen, egal wie es sich anfühlt, dann hat die Mistel ihre Aufgabe erfüllt und lässt den Menschen durch dieses Erfahrungstor passieren.

In der persönlichen Ebene:
Für deine Frage hast du die Mistel-Torwächterin als Erklärung bekommen.
Welchen Aspekt in deiner Frage empfindest du als Zumutung?
Es ist gut möglich, dass du dein Problem noch nie unter dem Aspekt der Zumutung gesehen hast. Das liegt daran, dass immer zwei widerstreitende Anteile existieren, die niemals gleichzeitig auftreten.
Einerseits ist da ein schwelender Vorwurf, der nie wirklich laut wird. Andererseits krallt sich die Sehnsucht an dem Wunschbild fest, immer in der Hoffnung, es doch noch zu erreichen.

Nehmen wir als Beispiel einen unerfüllten Kinderwunsch. Die Sehnsucht nach einem Kind ist riesengroß. Mit jedem vergeblichen Versuch wächst sie weiter an. Gleichzeitig, aber niemals zur gleichen Zeit im Bewusstsein, wächst ein Groll - wahlweise auf die eigene Unfähigkeit, das Schicksal, die Umstände oder die verpassten Chancen. So hatte man sich das nicht vorgestellt! Nicht so!
Nach längerer Zeit wird unausweichlich klar, dass dieser Wunsch - in diesem Leben - nicht erfüllt wird.
Frieden erreicht man jetzt nur, wenn man einverstanden ist, dass es eben so ist. Bleibt ein Teil erhalten, zum Beispiel die Sehnsucht, wird auch der andere Teil, also der Hader, bleiben. Mit wem soll man streiten, wen soll man anklagen?

Suche nun in deiner heutigen Frage nach solchem Muster. Einerseits eine große

Sehnsucht, andererseits eine untergründige Wut auf unlösbare Widerstände. Es geht mit dieser Torwächterin nicht so sehr um das Thema deiner Frage, sondern um die Klemme, in der deine Gefühle stecken.
Das „Nicht so!" bremst eine Veränderung der Verhältnisse aus.
Sobald du dieses Dilemma verstanden und dich mit den herrschenden Umständen versöhnt hast, werden neue Möglichkeiten in dein Leben treten können.

In der Ahnenebene:
Führungs- oder Versorgungskraft stecken in einer Verweigerungshaltung. Beim Thema deiner Frage empfanden Teile der Ahnen das Leben als Zumutung.
Sie konnten durch bestimmte Umstände wichtige Teile ihrer Sehnsucht nicht (mehr) verwirklichen. Zum Beispiel ließe sich hier an Flucht und Vertreibung aus der Heimat denken.
Wieviel Sehnsucht und gleichzeitig Groll war bei vielen Menschen damit bis ans Lebensende verbunden?

Welche Verbindung siehst du bei deiner heutigen Frage mit unerfüllten Wünschen deiner Ahnen?
Und wie kannst du für dich eine Hilfe von der Mistel-Torwächterin erwarten?

Indem du das Herzens-Dilemma verstehst, das die Energie deiner Vorfahren hier ausbremste. Wenn du mit klaren Gedanken die zwei widerstreitenden Anteile erkennen kannst, können sich diese - symbolisch gesprochen - unter dem Mistelzweig treffen und aussöhnen.

Möglicherweise lassen sich die Schauplätze benennen, auf denen sich die unerfüllbaren Sehnsüchte „ausgetobt" haben. Möglicherweise auch nicht. Das spielt wie immer eine untergeordnete Rolle.
Erlöse in deinem Herzen die Nöte, welche durch das empörte Gefühl der Zumutung bei manchen deiner Vorfahren entstanden sind und dir bei deinem heutigen Thema wieder ins „Gefühlsbewusstsein" aufsteigen.

Auf der Torwächterposition:
Wie oft hast du schon für dein heutiges Thema um Hilfe gefragt?
Wieviel Bemühungen darum stecken bereits in dir?
Und wie fühlt sich das für dich an?
Wie verhältst du dich, wenn „es" wieder nicht gelingt?
Wenn deine Frage ein noch „junges" Thema betrifft, wirst du doch trotzdem Ähnlichkeiten mit anderen dich beschäftigenden Themen finden. Oft dreht sich

im Leben ja vieles um die immer gleichen Dinge. Warum kann man so sehr auf der Stelle treten, was bestimmte Umstände angeht?
Nun, im Fall der Mistel-Torwächterin ist die Antwort klar: weil man mit den Füßen nicht auf dem Boden steht, sondern den Kontakt mit dem „Boden der Tatsachen" vermeidet.

Die echte Herzensenergie zieht unwiderstehlich Umstände ins Leben, mit denen man seine Wünsche schrittweise verwirklichen kann. Das ist ein Lebensgesetz. Selbstverständlich muss man immer die gerade herrschenden Umweltbedingungen mit bedenken.
Warum klappt die Verwirklichung der Herzenswünsche aber nicht immer?
Die Mistel-Torwächterin berührt hier das Kerngefühl der Zumutung. Bist du dir bewusst, mit deinem Herzen in diesem Konflikt zu stecken?

Etwas als Zumutung zu empfinden schließt bereits ein gewisses Maß an Groll ein. Das „So nicht!" ist eine nicht zu überhörende innere Stimme. Es geht nun nicht darum, diese innere Stimme zu übertönen oder sie umzustimmen. Mit manchen Dingen und Verhältnissen kann und soll man sich auch gar nicht zufrieden geben. Es geht viel mehr darum, das eigene Verhalten genauer zu begreifen. Das Herz kann nämlich in diesem Zustand gar keine „besseren" Verhältnisse herbeiziehen. Es steckt fest im Griff des Haders mit den unerträglichen Umständen, denen es ausgesetzt ist. Da macht es nicht mit, es zieht sich - weil alles aussichtslos scheint - in ein gut verschlossenes inneres Kämmerlein zurück. Wird es zufällig berührt, durch Musik, Filmbilder oder Erlebnisse, zeigt es spontan seinen Schmerz und die Sehnsucht. Aber weil es ja aussichtslos ist, verschließt sich diese Öffnung bald wieder.
Und weil - jedenfalls bei diesem Thema - die treibenden Kräfte eingesperrt sind, geht der Kontakt mit dem Leben, dem Boden der Tatsachen, verloren. Genau wie die Mistel lebt man nur so halb mit den Energien dieses Themas. Ein anderer Teil ist für diese Welt - im Moment - verloren.

Ein nicht zu unterschätzendes Problem ist hier die Nähe zum Totenreich. Es scheint immer nur einen Schritt entfernt zu sein, weil sich das Herz (bei diesem Thema) im Irdischen nicht ausleben kann und oft auch „wie tot" in seinem Kämmerlein steckt. Man kann auf die Idee kommen, mit dem Tod zu kokettieren, ihn herbeizusehnen oder sich jedenfalls viel mit ihm beschäftigen.
Ab einem gewissen Maß wird aus einem gesunden Interesse ein lebensfeindliches Abdriften und im schlimmsten Fall eine Selbsttötung. Natürlich steht es jedem Menschen frei, die Schwelle der Mistel-Torwächterin in diese Richtung zu überschreiten. Vielleicht braucht man diese Erfahrung. Aber „Leben" geht anders! Die abgeschwächte Variante dieses Extrems ist die Betäubung durch Sucht.

Durch den Griff des Suchtmittels kommt man nicht mehr dazu, den eigentlichen Schmerz wahrzunehmen. Hinter einer schwer zu lösenden Suchtproblematik steckt allzu oft der Groll über die Zumutungen dieses Daseins.
Die Mistel-Torwächterin macht nur das Angebot, solche Zusammenhänge verstehen zu können. Eine andere Hilfe gibt es nicht, der Mistel sind beide Auswege recht, und auch das lebenslange Verharren zwischen Hier und Dort. So macht es die Mistel ja auch.
Wählt man aber das Leben, wartet die Versöhnung mit den Widersprüchen allen Daseins darauf, ein wundes Herz heilen zu dürfen!

In der Seelenebene:
Welche Sehnsucht behindert deine eigentlich vorhandene Fähigkeit, dein Problem erfolgreich zu lösen?
Denn es ist dein Herz, welches die Wege zur Lösung quasi magnetisch in dein Leben ziehen könnte - wenn es nicht so beschäftigt wäre. Sobald das Thema deiner Frage berührt wird, zieht es sich in sein sicheres Kämmerlein zurück. Dadurch entgeht es dem (scheinbar) unlösbaren Konflikt zwischen unerfüllbarer Sehnsucht und Vorwurf an die Verhältnisse.
Zur Lösung wird dir die Mistel-Torwächterin angeboten. Durch sie darfst du fühlen, wie sehr du dich aus dem Leben zurückziehst, wenn es um dein heutiges Thema geht.
Es ist ein trotziges „So nicht!“, welches du als Antwort auf die vorhandenen Möglichkeiten gibst. Wahrscheinlich ist das sogar ganz nachvollziehbar.

Es geht nun bestimmt nicht darum, sich für eine der angebotetenen Zumutungen zu entscheiden. Es geht vielmehr darum, die Begrenztheit zu begreifen, in die du dich selber einsperrst. Hinter dem heutigen Thema liegen Erfahrungen, die zur heutigen Gefühlssituation geführt haben. Ein Teil deiner Seele erinnert sich daran, die heute ersehnten Verhältnisse erlebt zu haben. Aber sie sind zur Zeit nicht erreichbar und werden es vielleicht auch für den Rest deines Lebens nicht sein. Mit dieser Zumutung gilt es sich nun abzufinden - aber eben ohne den Hader und ohne die Sehnsucht. Das ist nicht einfach! Um in eine Versöhnung mit den gerade herrschenden Verhältnissen zu kommen brauchst du einen weiten Blick in die Seelenräume der Zusammenhänge. Schicksale vollziehen sich in langen Zeiträumen und niemand weiß so genau, warum jetzt solche Ereignisse erlebt werden sollen.
Die Mistel-Torwächterin zeigt dir die Schnittstelle zwischen irdischem und unirdischem Leben. Auch die Trennung der Lebenden von den Toten schwingt hier mit. Das wichtigste Bild der Mistel ist der fehlende Bodenkontakt. Wenn stets ein Teil des Lebens in einer anderen Sphäre gelebt wird, kann keine der beiden

Sphären jemals voll ausgefüllt werden.
Wenn die Sehnsucht das hiesige Leben einschränkt, kannst du noch so viele Wünsche und Projekte haben - du wirst niemals weiter kommen als dein Herz dich lässt. Also begreife am Besten die Lektion dieser Torwächterin und beende den Zustand zwischen „Hier und Dort". Das wird eine Weile dauern, weil deine Seele diesen Zustand als „normal" empfindet. Hilf ihr! Erkläre euch immer wieder die Notwendigkeit der Versöhnung mit den herrschenden Verhältnissen und spüre jedem Hader und jeder süßen Sehnsucht genau nach. Hole sie dann, wenn du sie entdeckst, herunter vom Wirtsbaum, auf dem sie sich festkrallen. Sei nicht länger ein Wirtsbaum für unstillbare Gefühle. Werde ein ganz und gar im Leben stehender Baum ohne Gefühlsschmarotzer.

Lösungsweg:

Versöhnung

Genau an der Schwelle,
wo Hitze und Kälte wie Tag und Nacht einander begegnen,
wird deine Seele ihren Pfad finden.
Du bist ein Kind aus Fleisch und Blut ... nimm es an.
Es wartet deiner Seele Glut auf euren Lebensausflug.

Botanik:
Die Weißbeerige Mistel aus der Ordnung der Sandelholzgewächse gehört zur Familie der Viscaceae, der Mistelartigen. Es gibt drei Unterarten, die sich durch ihre Bindung an spezielle Wirtsbäume unterscheiden: Laubholz-Misteln, Tannen-Misteln und Kiefern-Misteln.

Sie wächst als immergrüner Halbstrauch parasitierend auf Bäumen. Diesen entzieht sie Wasser und Mineralien. Misteln betreiben aber eine eigene Photosynthese und verarbeiten die aufgenommenen Stoffe selbständig weiter. Man bezeichnet sie daher als Halbschmarotzer.

Die kugelförmigen Mistelbüsche können einen Durchmesser bis zu einem Meter und ein hohes Alter von mehreren Jahrzehnten erreichen. Sie wachsen nur sehr langsam. Die erste Blüte erfolgt nach rund sechs Jahren. Misteln sind zweigeschlechtlich, die Bestäubung erfolgt durch Fliegen.

Die im Herbst erscheinenden weißen Beeren sind bei Vögeln beliebt. Die Mistelsamen in den weißen Beeren sind mit klebriger Pulpa umhüllt. Sie sind für Vögel unverdaulich und werden mit dem Vogelkot auf die umliegenden Bäume verteilt. Der lateinische Name „Viscum" bedeutet übersetzt „Leim", die deutsche Bezeichnung „Mistel" rührt wahrscheinlich von der Verbreitung über Vogelkot her.

Die in der Mythologie verankerte druidische Verwendung von Misteln aus Eichen bezieht sich auf die Eichenmistel. Diese bildet gelbe Beeren und unterscheidet sich auch sonst in mancher Hinsicht von Viscum album.

Misteln sind in allen Pflanzenteilen mit Ausnahme der Beeren gering giftig. Sie wurden wohl schon immer als Heilpflanzen benutzt, mit mehr oder weniger mythologisch-symbolischen Zuschreibungen. Als wesentlicher Aspekt erscheint dabei stets der Umstand, dass Misteln niemals den Erdboden berühren.

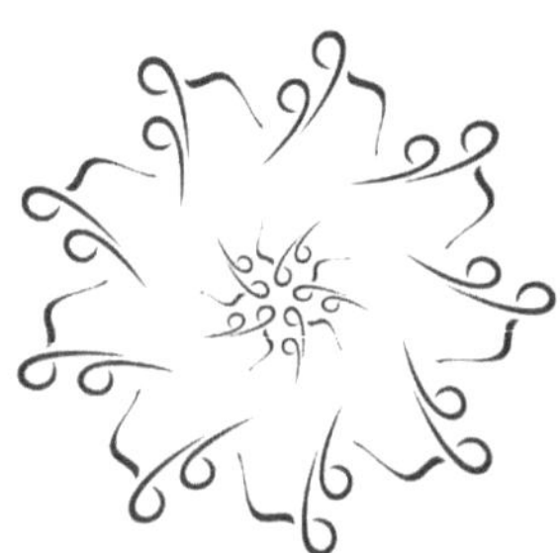

Kim Fohlenstein und Felicitas Fohlenstein

Heilpraktikerinnen, Lehrerinnen und Autorinnen

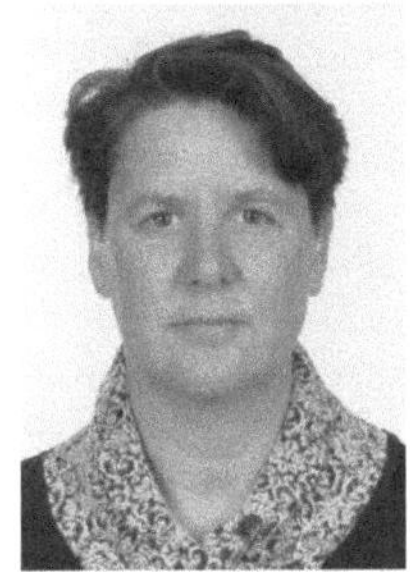

Kim Fohlenstein

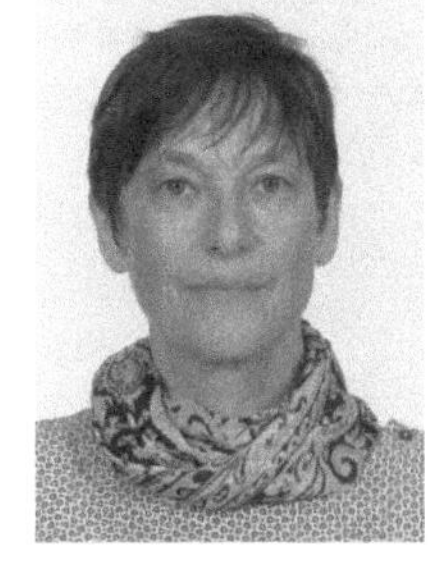

Felicitas Fohlenstein

Beide haben viele Jahre in der Praxis gearbeitet.
Sie führten eine Heilpraktikerschule und bildeten dort die Schüler neben der Ausbildung zum Heilpraktiker auch in Homöopathie und Cranio-Sacraler Osteopathie aus.
Der Geist der Bretagne war stets eine Inspiration für ihre Forschungen.
Im Zusammenspiel von medizinischem, spirituellem und systemischem Wissen entstand im Laufe der Jahre die Ahnenmedizin.
Dadurch veränderte sich der Fokus der Arbeit so sehr, dass sich beide jetzt ganz und gar auf die Ausgestaltung der Ahnenmedizin in Wort und Tat konzentrieren.
Ihr Lebensmittelpunkt ist mittlerweile das Finistère in der Bretagne.
Dort - am Ende der Welt - gestalten sich die Bücher dieser Reihe und Ausbildungen zum Thema.

Die Ahnenmedizin beruht auf der Arbeit mit den Kartensets Makrokosmos und Mikrokosmos (jeweils 108 Karten mit je zwölf „Wesen" pro Lebensfeld und inzwischen sechs Zusatzkarten), der systemischen Zuordnung von Phänomenen und Gefühlen in ein Feld von neun Lebensfeldern sowie der Einbeziehung des Körpers mit allen seinen Phänomenen in die neun Lebensfelder und die Energien der Karten (organ-e-motion).

Alle Informationen zu Ausbildung und Beratung finden Sie auf der Webseite: www.heilundkunst.de.
Youtube: heil und kunst   Alias: @kim.fohlenstein

Quellen

- Homöopathie-Vorträge der heil+kunst Heilpraktikerschule Darmstadt 2005-2017
- Homöopathie-Aufstellungen der heil+kunst Heilpraktikerschule Darmstadt 2005-2017
- Seminare zur Ahnenmedizin der heil+kunst Heilpraktikerschule Darmstadt 2015-2017
- Ahnenmedizinische-Aufstellungen der heil+kunst Heilpraktikerschule Darmstadt 2005-17
- Vorträge zur Ahnenmedizin der heil+kunst Heilpraktikerschule Darmstadt 2010-2017
- Pflanzendevas, Wolf-Dieter Storl, 3. Auflage AT-Verlag 2004
- Heilpflanzen und Mysterienpflanzen, Werner Christian Simonis, VMA-Verelag 1981
- Wesen und Signatur der Heilpflanzen, AT-Verlag 5. Auflage 2008

Bilder

Shutterstock:
Conium - dadalia
Pteridium aquilinum - N. Minton

Fotolia:
Papaver somniferum - cehermosilla
Mandragora - Phototribe
Mistel - unicusx

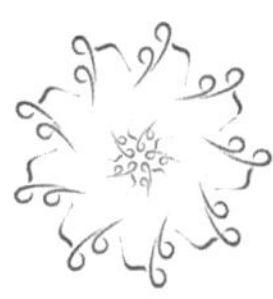

Fohlenstein:
Aconitum napellus - Kim Fohlenstein
Atropa belladonna - Kim Fohlenstein
Digitalis purpurea - Kim Fohlenstein
Delphinium staphisagria - Kim Fohlenstein
Datura stramonium - Kim Fohlenstein
Hyoscyamus niger - Kim Fohlenstein
Pulsatilla vulgaris - Felicitas Fohlenstein

Überblick der Schriftenreihe Makrokosmos

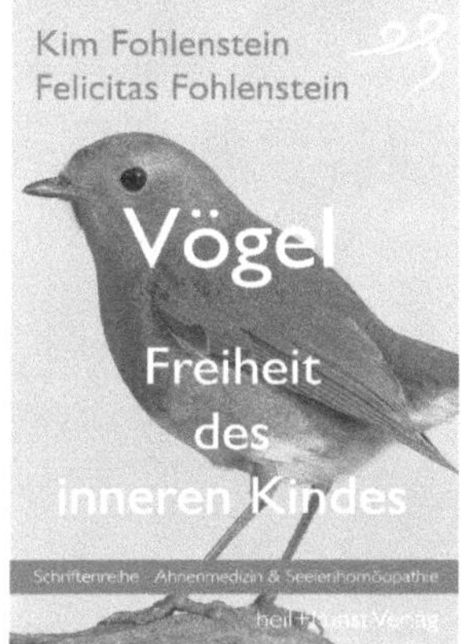

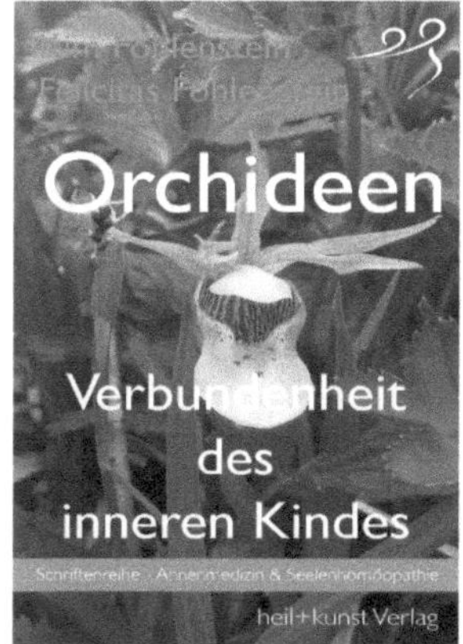

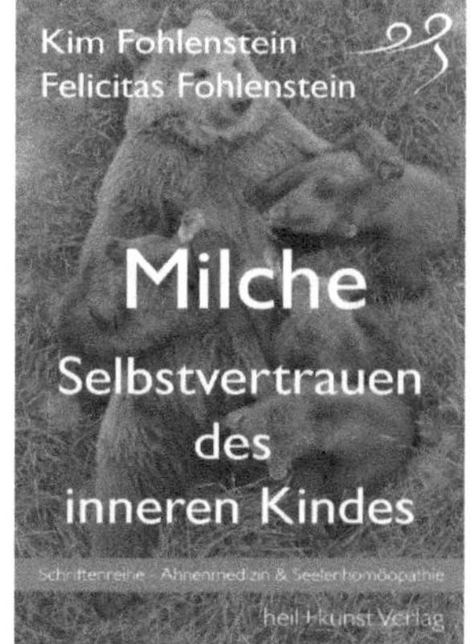

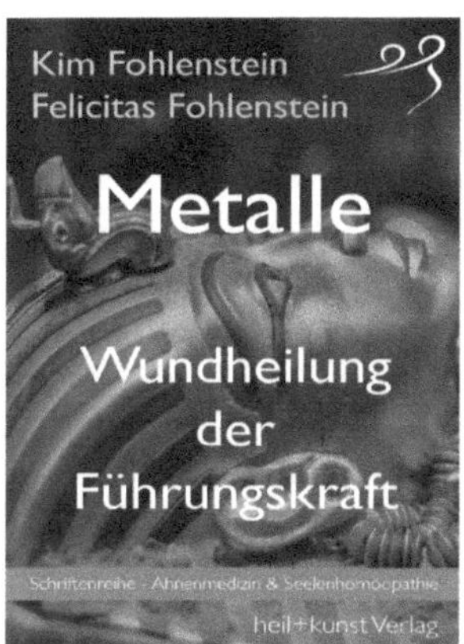

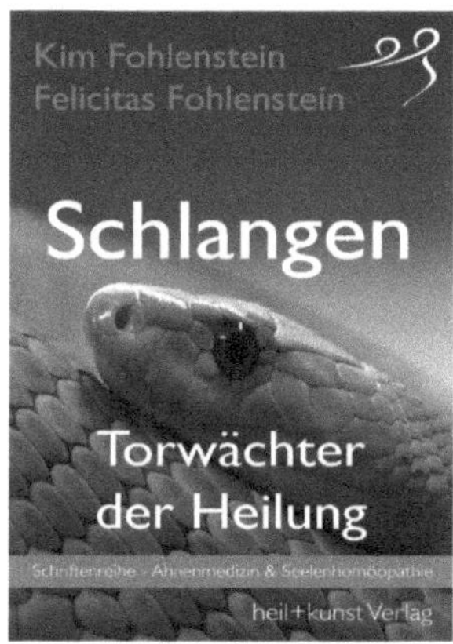

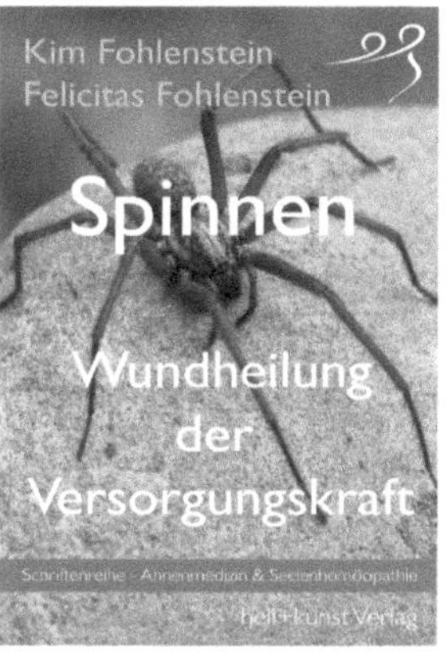

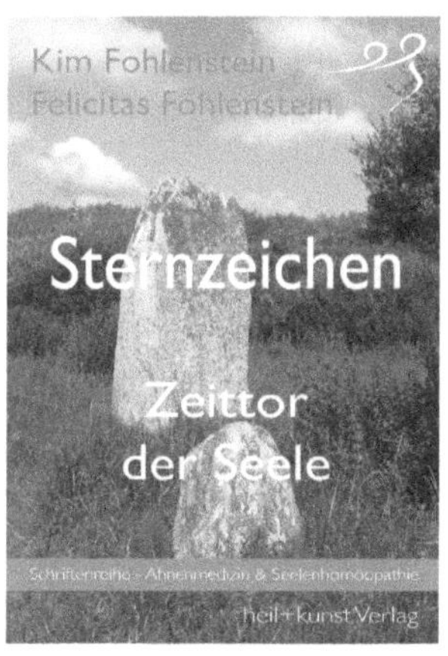

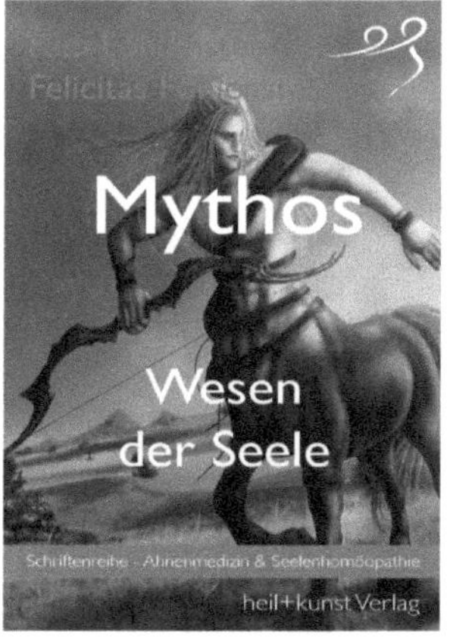

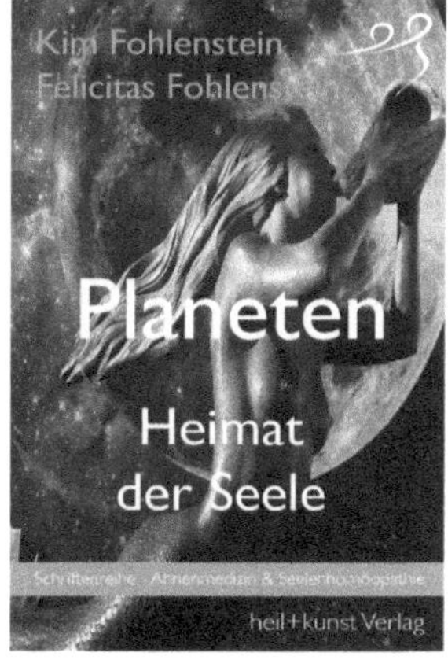

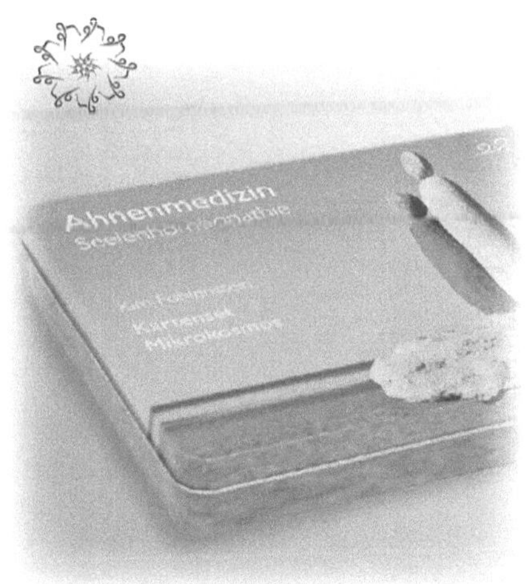

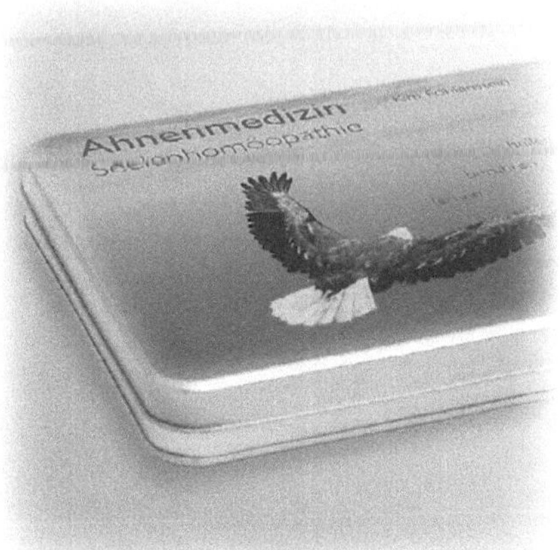

Kim Fohlenstein

Ahnenmedizin

Seelenhomöopathie

Kartenset Mikrokosmos

ISBN: 978-3-946812-02-9

59,95 €

Kim Fohlenstein

Ahnenmedizin

Seelenhomöopathie

Kartenset Makrokosmos

ISBN: 978-3-946812-00-5

59,95 €

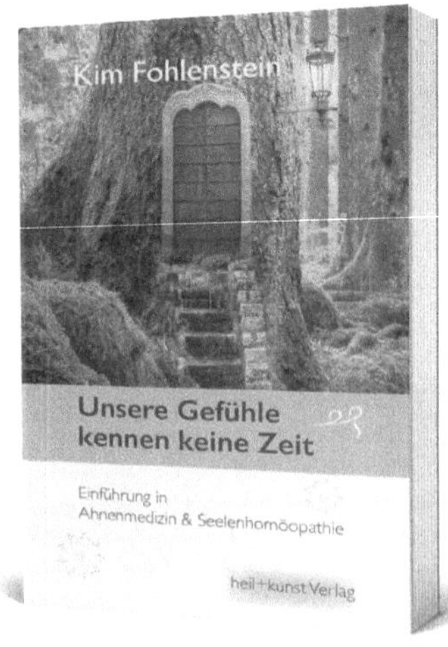

Kim Fohlenstein

Unsere Gefühle kennen keine Zeit

Einführung in

Ahnenmedizin & Seelenhomöopathie

ISBN 9783946812166

18,-€

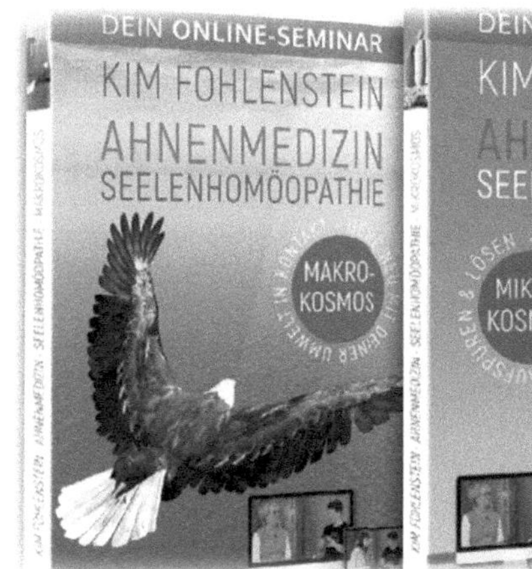

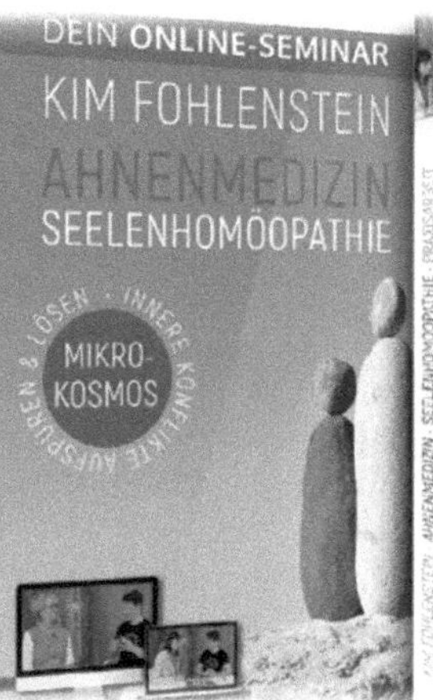

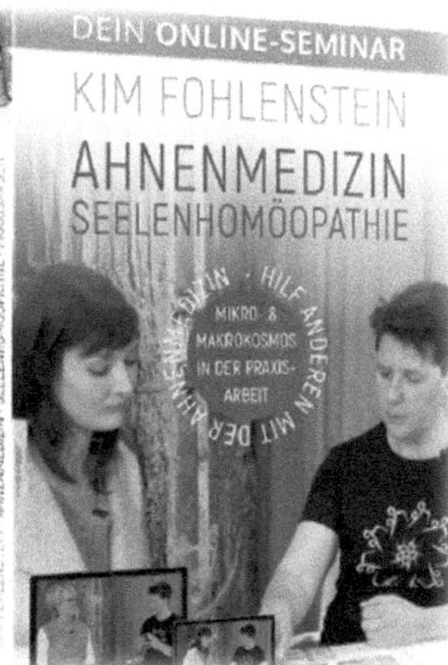

Kim Fohlenstein

Die 3 Online-Seminare zur Arbeit mit den Kartensets

Basis für die Anwendung der Ahnenmedizin & Seelenhomöopathie
- Makrokosmos - Gehe mit deiner Umwelt in den Kontakt
- Mikrokosmos - Innere Konflikte aufspüren und lösen
- Für die Paraisarbeit - Hilf anderen mit der Ahnenmedizin

Erhältlich bei „www.heilundkunst.de" im Shop!
Je 29,-€

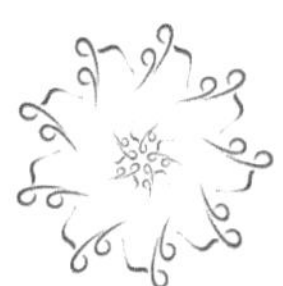

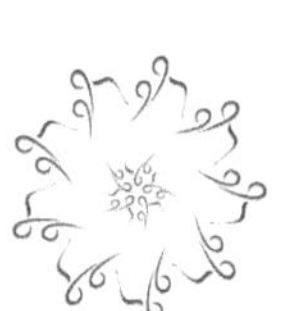

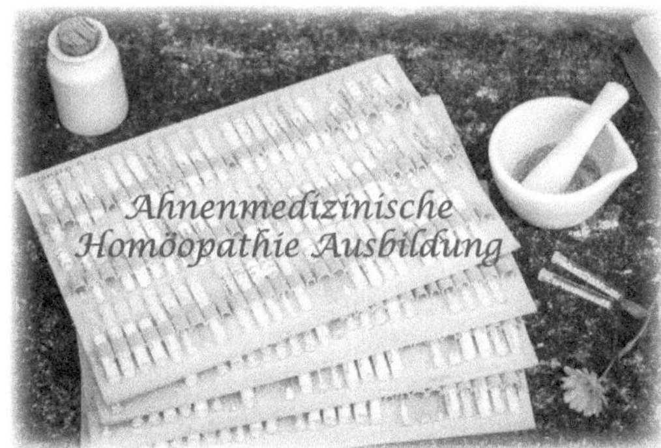

Kim Fohlenstein

Ahnenmedizinische Homöopathie Ausbildung

Wähle dir selbständig deine Module

Erhältlich bei „www.heilundkunst.de" im Shop!